活到**120**歲
各年齡層都適用的抗衰科學與生活方法

抗老不衰的青春秘訣

周宏明 著

目錄 CONTENTS

序言　　　　　　　　　　　　　　　　　　　　009

第一章　抗衰是一種生活方式

01 抗衰比抗老更重要　　　　　　　　　　　012
　1.1　抗衰關注整體健康　　　　　　　　　　013
　1.2　人人都可以實施抗衰　　　　　　　　　014
　1.3　抗衰是一種積極生活方式　　　　　　　015

02 人類極限年齡是 120 歲　　　　　　　　　016

03 DESEA 生活抗衰方式　　　　　　　　　　018
　3.1　飲食抗衰　　　　　　　　　　　　　　020
　3.2　運動抗衰　　　　　　　　　　　　　　020
　3.3　睡眠抗衰　　　　　　　　　　　　　　022
　3.4　情緒抗衰　　　　　　　　　　　　　　023
　3.5　指壓抗衰　　　　　　　　　　　　　　024

04 記錄 LAI，打造自己的抗衰日記　　　　　025

05 抗衰的多元科技方法　　　　　　　　　　026

06 日常點滴，塑造抗衰生活的藝術　　　　　027

第二章　飲食抗衰

01 藍色地帶長壽的秘密　030
02 飲食是抗衰的關鍵「法門」　031
03 食物如何保護細胞？——抗氧化與抗炎　031
04 「少吃長壽」：卡路里限制與自噬如何延緩衰老？　032
05 延緩衰老也需要從「腸」計議　034
　方法 1：地中海飲食法　035
　方法 2：得舒飲食法　039
　方法 3：生酮飲食法　044
　方法 4：168 間歇性斷食　047
　方法 5：彩虹飲食法　051
　方法 6：抗炎飲食法　053
　方法 7：第四餐　060

第三章　運動抗衰

01 跑步 6 個月，血管年輕 4 歲　064
02 運動能對抗細胞損傷　065
03 運動清除受損細胞器　066
04 運動可改善代謝健康　066
05 減少慢性炎症，改善免疫功能　067

06 保持認知功能，預防神經退行性疾病 068

07 過度運動，反而加速衰老 068

    方法 1：MAF 訓練法 069

    方法 2：八段錦 073

    方法 3：5/3/1 訓練法 077

    方式 4：Tabata 運動法 080

    方法 5：拉伸練習 088

    方法 6：超慢跑 091

第四章　睡眠抗衰

01 宙斯都束手無策——睡神修普諾斯 096

02 睡眠——守護身心健康 097

    2.1　睡不好，可能會損傷記憶力 097

    2.2　睡眠是情緒調節的隱形助手 099

    2.3　睡眠是免疫系統的保護盾 100

03 低品質睡眠 = 無效睡眠 101

    3.1　打鼾 101

    3.2　沒有幹勁，情緒易消沉 102

    3.3　注意力不集中，失誤多 102

    3.4　經常打瞌睡 102

    3.5　早上起床時仍感到疲憊 103

04 令人頭痛的失眠 　　　　　　　　　　103
方法 1：生物鐘管理　　　　　　　　　104
方法 2：睡眠衛生管理　　　　　　　　108
方法 3：冥想管理　　　　　　　　　　112
方法 4：漸進式肌肉放鬆法　　　　　　114
方法 5：沐浴管理　　　　　　　　　　116
方法 6：嗅聽覺管理　　　　　　　　　117
方法 7：助眠產品　　　　　　　　　　119

第五章　情緒抗衰

01 心理因素會加速生理衰老 1.65 歲　　127
1.1　負面情緒引起機體生理性變化　　128
1.2　情緒與內分泌系統相關　　　　　130

02 正面情緒能發揮奇效　　　　　　　130

03 多樣的情緒，多樣的情緒病　　　　131
方法 1：情緒急救　　　　　　　　　　132
方法 2：擁抱情緒　　　　　　　　　　137
方法 3：正念練習　　　　　　　　　　141
方法 4：積極心理療法　　　　　　　　144
方法 5：認知行為療法　　　　　　　　146
方法 6：感恩練習　　　　　　　　　　148

第六章　指壓抗衰

01 指壓療法　　　　　　　　　　　　　　154
02 指壓療法的優勢　　　　　　　　　　　155
03 指壓與抗衰的關係　　　　　　　　　　156
　　3.1　指壓對皮膚、肌肉的抗衰作用　　157
　　3.2　指壓對睡眠和情緒有益　　　　　158
04 指壓的基本手勢和按摩手法　　　　　　159
　　4.1　選擇正確的手勢，避免手指酸痛　160
　　4.2　常見的指壓手法　　　　　　　　161

第七章　打造自己的抗衰日記

01 日常實踐：多種方法如何選擇　　　　　179
　　1.1　飲食方法票選結果　　　　　　　180
　　1.2　運動方法票選結果　　　　　　　181
　　1.3　睡眠方法票選結果　　　　　　　182
　　1.4　情緒方法票選結果　　　　　　　183
　　1.5　指壓穴位票選結果　　　　　　　184
　　1.6　不同性別和年齡的選擇　　　　　185
02 記錄抗衰日記——LAI 記錄表　　　　　187

2.1	如何使用 LAI 記錄表	188
2.2	抗衰生活實例	191
03	**LAI 幫你做健康的主人翁**	204

第八章　抗衰的多元科技方法

01	**智能科技——可穿戴設備**	208
1.1	可穿戴設備賦能抗衰	209
1.2	可穿戴技術的未來發展	210
02	**生物科技**	211
2.1	抗氧化保健品	211
2.2	抗炎保健品	212
2.3	細胞健康類保健品	213
2.4	激素類保健品	215
2.5	健腦與免疫調節保健品	216
03	**輕醫美科技**	217
3.1	光電技術	218
3.2	注射類技術	218
3.3	輕醫美也需適度	220
04	**植物合成生物學**	220
05	**端粒養護**	221

● 序言 PREFACE

「一切都因時間的力量而衰老，在時間的流逝中被遺忘。」
—— 亞里斯多德

　　衰老是生命的自然法則，但健康與青春並不僅僅是時間的恩賜，它更是一種可以主動掌控的選擇，掌握良好的抗衰方法至關重要。本書旨在幫助更多人將抗衰的理念轉化為實踐，把多種簡單易行的抗衰方法變成日常的生活習慣。

　　創作這本書的靈感，源自我多年大健康產業的從業經驗。從 2010 年開始，我有幸為十餘家大健康企業提供諮詢服務，深入參與到行業的不同領域。這不僅讓我積累了豐富的實踐經驗，還讓我得以從企業管理者、行業專家和科研工作者的多重視角，探尋健康與長壽的核心奧秘。在這十多年的時間裡，我拜訪了日本和中國的大健康領域百餘位專家，參觀了無數知名企業和前沿研究機構，見證了健康產業的飛速發展，以及人們對生命品質的持續追求。

　　我希望將抗衰成為一件大眾都觸手可及的事情，通過整合這些年來的實踐經驗和積累，本書整理了多種抗衰飲

食、運動、睡眠、情緒管理和傳統的指壓療法，創新性地提出了 LAI 生活抗衰指數，讓每個人都可以根據自己的生活習慣和健康需求，找到適合自己的抗衰組合方式，並通過記錄、積分、分析 LAI 積分變化的方式讓每個人都能將抗衰融入自己的日常生活，養成抗衰的生活習慣。

在此，也要向在創作過程中給予我無限支持與幫助的夥伴們表達最深的感激。包括研究團隊的劉暢、黃艾貞，預覽團隊的周澄玉、叢琳、李穎劍、李巧輝、李露，以及專家團隊的山口宏二、天海智博、王鶴松、楊博、花里淳一、王玉亮、陳曦、林愷澌。

衷心希望這本書能成為你開啟抗衰生活的起點，將抗衰變成一種生活方式，在每一天的點滴努力中，煥發生命的光彩。

第一章

抗衰是一種生活方式

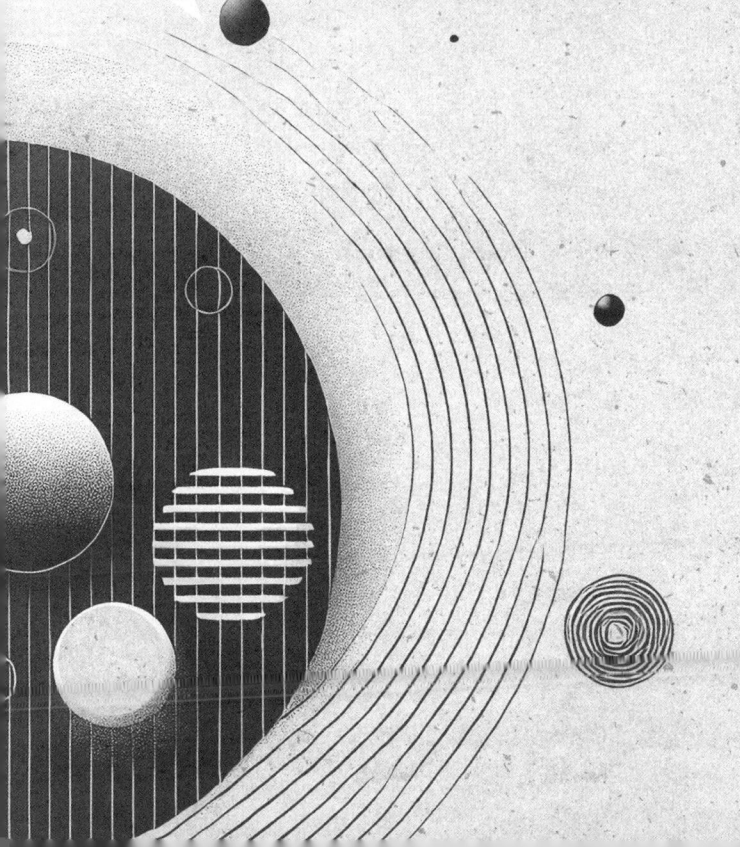

歲月無情，萬物皆有有限的生命周期，人類也不例外。衰老，如同四季更迭般悄無聲息地侵蝕著我們的身體與心靈，它不僅僅是皮膚鬆弛、皺紋橫生、老態盡顯這樣的外在變化，更是身體機能逐漸衰退、代謝減慢、免疫力下降等一系列內在生理過程的綜合體現，衰老也是通向自然死亡的必經之路。面對衰老，人們往往感到焦慮與無奈，因為它似乎預示著生命力的消逝和活力的減退。

　　因此，面對浩瀚生命之海，人類始終懷揣著對長生不老的無限嚮往，努力探索著時間的奧秘，試圖擴寬生命的邊界。抗衰老，這一古老而又永恆的課題，不僅僅是現代科學的研究熱點，更是深植於人類心靈深處的追求。從西元 3 世紀的《亞歷山大傳奇》中的青春泉，到中國神話傳說中的長生不老藥，這些傳說的背後都表達了人類對延緩衰老、永葆健康、延長壽命的無限渴望。

01 抗衰比抗老更重要

　　隨著現代科學的發展，我們逐漸瞭解到衰老並非完全不可抗拒。衰老雖是生命的必然，但其進程卻是可以延緩的，而健康與活力並不必然會隨著年齡增長而線性消退，其消退速度是可以一定程度上人為干預的。由此，抗衰老一直是人類科學研究的熱點。但抗老（Anti-Senescence）和

抗衰（Anti-Aging）這兩個概念經常被混淆。其實這兩個名稱相似，但它們所關注的層面卻大不相同。

1.1 抗衰關注整體健康

抗衰，通常指的是通過使用各種方法和手段來延緩身體衰老的過程。這包括減緩生理機能的下降、維持身體健康和活力，以及保持較好的智力和體力狀態。抗衰的目的是在遺傳因素決定的壽限內，通過科學的方法和健康的生活方式，使身體保持相對年輕的狀態，或者讓更多的人優雅、有品質的老去。

抗老，指向的是細胞和分子層面的衰老逆轉，是從微觀層面抵禦歲月侵蝕的科技挑戰。細胞是人體的基本構成單位，而隨著年齡增長，細胞逐漸經歷一種不可逆的老化過程。這些「老化」細胞（Senescent Cells）喪失了正常的功能，甚至會分泌出促炎因子和破壞性分子，成為破壞健康的「隱形殺手」。因此抗老主要聚焦這些衰老細胞的抑制與清除，通過細胞層面的調控實現衰老減緩，為組織和器官的持久健康提供可能，這包括解決因衰老引起的各種身體問題，如骨質疏鬆、關節炎、記憶力減退等。

相比之下，抗衰關注的是身體的整體生理健康，目的是通過改善生活方式、管理情緒等多維度方法，減緩生理功能的衰退，而且抗衰並非只是一個醫學概念，更是一種

健康管理的理念，它宣導一種積極的生活態度，讓人們在日常生活中掌握保持年輕的「鑰匙」。抗衰為每個人提供了自我管理、改善生活品質的實際可行的方案，讓健康成為主動選擇，而非被動接受。

雖然抗衰的著眼範圍更廣，抗老和抗衰的結合才是實現健康長壽的關鍵。抗老通過細胞層面的調控與修復，為生命提供了堅實的「微觀支撐」；抗衰則通過整體的健康管理和生活方式調整，使個體能夠在宏觀層面上持續保持活力。二者相輔相成，共同構成了一個科學且全面的健康管理框架。通過這個框架，我們不僅能夠減緩歲月的侵襲，還能在每一個年歲裡煥發出年輕的光彩，保持生活的熱情和動力，讓年齡不只是一個數字，而成為一種智慧的積累。

1.2 人人都可以實施抗衰

抗老技術儘管在實驗室中展現出延緩衰老的潛力，但其可實施性仍存在挑戰。比如，衰老細胞清除、幹細胞治療和靶向治療等技術往往需要高科技支持，其發展成本高、技術門檻大，這意味著先進的抗老技術在短期內難以大規模應用，且更多依賴於醫學科技的進步，不具備個人自我實施的可行性。

抗衰則更多關注日常健康管理，是一種可以通過生活

方式改變來實現的策略。多項研究表明,無論是合理的飲食、規律的運動、良好的睡眠和積極的情緒對延緩生理衰退至關重要。這些抗衰方法簡單易行,成本低廉,且對每個人都是觸手可及的。通過日常的生活方式干預,個體可以主動管理自己的健康,不僅能夠減緩衰老進程,還可以建立長期健康的基礎。因此,抗衰是一種個體自主性更強、易於實現的健康策略。

1.3 抗衰是一種積極生活方式

抗衰更是一種積極向上的生活方式。它提醒我們可以通過自身努力去延緩衰老、保持健康,從而增強對生活的掌控感。這種積極抗衰的態度促使人們在日常生活中做出健康的選擇,以積極心態面對衰老。抗衰更像是一種生活哲學,賦予個體主動權,讓人們充滿希望地去掌控健康的未來。

抗老則更多是通過科技修復來延緩衰老帶來的損傷,屬於一種被動的修復措施,依賴外部技術來實現健康。這種被動的抗老方式雖然有效,但對個體的心理激勵有限。相較之下,抗衰的生活方式管理能夠帶給人們更多成就感和幸福感,幫助人們建立積極的心理狀態,建立抗衰生活習慣,這對於保持長期健康同樣關鍵。

02 人類極限年齡是 120 歲

我們總期盼健康長壽，長壽的極限是多少歲呢？金氏世界紀錄中最長壽的人是來自法國的珍妮·卡爾門，享年 122 歲 164 天[1]。人類極限年齡被普遍認為是 120 歲左右，這一觀點得到了科學研究和醫學研究的廣泛支持。

從細胞生物學的視角出發，人類細胞的分裂能力並非無限，而是存在一個被稱為「海弗利克極限」的閾值。在 20 世紀 60 年代，美國加州大學的老年病學專家李奧納多·海弗利克揭示了一個關鍵發現：人類的皮膚細胞在經歷大約 50 次分裂後，將不再繼續分裂。在正常的人類細胞生命周期中，位於染色體末端的端粒隨著每次細胞分裂而逐漸縮短。一旦端粒縮短至臨界長度，細胞便無法繼續分裂，進而觸發人體的衰老過程。據此，通過對人體細胞分裂周期和分裂次數上限的深入分析與計算，科學家們得出結論，人類的最長壽命大約為 120 歲。

由新加坡 Gero PTE 公司聯合俄羅斯、美國等多個國家的研究機構組成的國際科研團隊，在《Nature Communications》

---

[1] 世界最長壽的人真的有 169 歲嗎 —— 金氏世界紀錄：https://www.guinnessworldrecords.cn/news/2023/12/oldest-person-ever-was-henry-jenkins-really-169-years-old-762010.

雜誌上發表了一篇研究論文[2]，其中介紹了一種創新的評估生物衰老過程的新方法——動態生物體狀態指標（DOSI）。利用這一新方法，科學家們指出，生物的壽命極限是一種固有的生物學屬性，不受外部壓力因素的影響。這表明人類壽命有一個基本的、不可逾越的上限——人類的最長壽命大約在120年至150年之間。

生物學家通過研究哺乳動物的生長周期與其壽命的關係，提出了一個有趣的理論：哺乳動物的壽命大約是其生長期長度的5倍至7倍。對於人類而言，生長期通常被界定在18歲至25歲之間。根據這一理論，人類的自然壽命應該在100歲至175歲之間。此外，還有另一種觀點認為，哺乳動物的壽命可能相當於其性成熟期的8倍至10倍。對於人類來說，性成熟期大約在13歲至15歲之間。按照這一比例計算，人類的自然壽命應該在110歲至150歲之間，這同樣與120歲這一理論預測相吻合。

雖然歲月的流逝為人生設定了自然的極限，但我們所追求的，是一種超越年齡束縛、健康而高品質的生活狀態，一個即便步入高齡，依然精神矍鑠、活力不減的金色年華。抗衰老，不僅僅是對時間的抗爭，更是對生命品質

---

[2] Pyrkov, Timothy V. et al.「Longitudinal Analysis of Blood Markers Reveals Progressive Loss of Resilience and Predicts Human Lifespan Limit.」Nature Communications, vol. 12, no. 1, 2021, p. 2765.

的執著追求。越早意識到這一點，並付諸實踐，我們的身體與心靈就能在每一個階段都保持最佳狀態。因此，從青春正盛的 20 歲開始，我們就應當有遠見地規劃自己的未來，不僅僅是為了當下的光彩照人，更是為了未來 100 年的持續年輕與活力。這意味著要採取科學的飲食習慣、規律的運動方式、積極的心態調整，以及必要的醫療保健措施，讓抗衰老成為一種生活方式，讓歲月成為我們精彩人生的見證，而非衰老的印記。

03 DESEA 生活抗衰方式

「Desea」是西班牙語單詞「desear」的第三人稱單數現在式變位形式，意為「他想要」或「她希望」。Desea 如同人人對健康生活的渴望，每個人「希望」（Desea）通過科學搭配的飲食（Diet）來為身體補充能量，通過規律的運動（Exercise）來保持活力，通過充足的睡眠（Sleep）來恢復精神，通過管理情緒（Emotion）來保持內心的平和，通過指壓（Acupressure）來養護身體。這些習慣和實踐，就像我們對生活的「希望」（Desea），是我們抗衰的秘訣，讓我們在歲月的長河中，依然能夠保持青春的活力和健康的體魄。

飲食（D）提供了身體所需的基礎營養，幫助我們保

持健康、恢復細胞活力，避免因飲食失衡帶來的衰老加速。運動（E）則是我們身體的「發動機」，通過適度的活動，我們強化了肌肉和骨骼，增強了心肺功能，使身體保持在最佳狀態。睡眠（S）更是修復記憶力的關鍵，優質的睡眠可以幫助我們修復受損細胞，帶來清晨的充沛精力。此外，情緒（E）管理如同心靈的調節器，保持積極、平和的心態，能夠減少壓力對身體的傷害，提升免疫力，抵禦各種與年齡相關的疾病。而指壓（A）療法則通過刺激穴位，啟動身體的自然癒合能力，釋放壓力，改善血液循環，讓我們的身體重新煥發生機。

　　本書通過飲食、運動、睡眠、情緒以及指壓這五大核心維度，深入淺出地為大家介紹了多種多樣科學且實用的健康生活方式。為了更好地引導大家實踐這些健康方法，經過採訪多位不同生活形態的抗衰生活實施者，總結設計了一份每位讀者通用的抗衰日記。這份日記旨在幫助大家系統地記錄自己在日常生活中的點滴改變，逐步養成良好的抗衰習慣，從而讓健康與美麗成為生活中不可或缺的一部分。

　　此外，作為對現代科技抗老方法的補充，本書在最後章節還介紹了一些前沿的科技抗老手段，為追求更高效率抗衰老成果的讀者提供多元化的選擇。我們希望這些內容能夠為大家在抗衰老的道路上提供有力的支持與幫助，讓

每一位讀者都能找到適合自己的抗衰老之道，享受健康、美麗、充滿活力的生活。

3.1 飲食（Diet）抗衰

飲食是人體獲取營養物質的主要途徑，包括蛋白質、碳水化合物、脂肪、維生素和礦物質等。這些營養物質對維持機體正常的代謝和功能至關重要。「病從口入」，不少疾病和衰老都是吃出來的，但正確的飲食方法會延緩衰老的進程，不僅為機體補充足夠的營養，也通過調節代謝、減少炎症反應等讓人體保持健康狀態。本書中總結了 7 種有益健康、助力抗衰的飲食方法供大家選擇。

方法 1：地中海飲食法。

方法 2：得舒飲食法。

方法 3：生酮飲食法。

方法 4：168 間歇性斷食。

方法 5：彩虹飲食法。

方法 6：抗炎飲食法。

方法 7：第四餐。

3.2 運動（Exercise）抗衰

運動能改善人體的生理機能，增進健康，適宜的運動是延緩衰老進程的手段，這已被眾多的研究和事實所證

明。對於長壽，芬蘭學者的調查研究結果表明，相較於保持中等至活躍運動水準的受試者，久坐不動或進行極高強度運動的參與者生物衰老過程更快，適度的運動對延緩衰老有益。具體而言，高強度運動的群體其生物學年齡比中等運動強度者老化約 1.3 年，而相比活躍運動群體則老化了 1.8 年[3]。另外運動通過多種機制提升認知功能，這些機制包括調節神經營養因子的生成、激發血管新生、增強突觸的可塑性、激發神經元的新生、抑制自噬過程和促進凋亡相關基因的表達，以及調節炎症反應等[4]，具有健腦作用。本書總結了 6 種不同的運動訓練法，各位讀者可根據自身身體情況和運動喜好選擇自己適合的運動。

方法 1：MAF 訓練法。

方法 2：八段錦。

方法 3：5/3/1 訓練法。

方法 4：Tabata 運動法。

方法 5：拉伸練習。

方法 6：超慢跑。

---

[3] Kankaanpää, Anna et al.「The Associations of Long-Term Physical Activity in Adulthood with Later Biological Ageing and All-Cause Mortality—a Prospective Twin Study.」medRxiv, 2023.

[4] 鄭美鳳等，「運動干預對認知功能改善機制的研究進展」，中國康復 2021 年 36 卷 3 期，181-184 頁，ISTIC，2021，廣州市科技計畫專案。

3.3 睡眠（Sleep）抗衰

優質的睡眠對人體健康至關重要，它不僅有助於身體恢復和修復，還能有效延緩衰老的進程，保持身體和大腦的健康。睡眠不佳與更高的糖尿病、心血管疾病風險有關，以及與加重焦慮症等密切相關，表明睡眠健康問題的重要性[5]。有研究表明，II型糖尿病人群睡眠時間過短（＜7小時／天）或過長（＞9小時／天）與心血管疾病發病和死亡風險升高顯著相關，且該關聯獨立於代謝管控或糖尿病嚴重程度狀態[6]。另外也有研究睡眠不足會降低積極情緒，並增加焦慮症狀。優質的睡眠是保持身體和大腦健康的關鍵，而實現好的睡眠需要培養良好的睡眠習慣。

方法1：生物鐘管理。

方法2：睡眠衛生管理。

方法3：冥想管理。

方法4：漸進式肌肉放鬆法。

方法5：沐浴管理。

方法6：嗅聽覺管理。

---

5 王炎喆等，「睡眠健康的研究新進展」，中國全科醫學，vol. 27，no. 35，2024，pp. 4364-69。
6 Han, Han et al. 「Sleep Duration and Risks of Incident Cardiovascular Disease and Mortality among People with Type 2 Diabetes.」 Diabetes Care, vol. 46, no. 1, 2023, pp. 101-10.

方法7：助眠產品。

3.4 情緒（Emotion）抗衰

情緒對人體健康、衰老速度和整體生活品質有著深遠的影響。負面情緒如焦慮、壓力和抑鬱等，已被證實會增加體內應激激素（如皮質醇）的分泌。焦慮情緒與交感神經腎上腺活性增加有關，焦慮情緒可能會增加心血管疾病的風險[7]。情緒波動對冠狀動脈疾病、心肌梗死、心臟衰竭和卒中的發展有顯著的因果影響。積極情緒，如快樂、平靜和滿足感，可以通過啟動副交感神經系統，促進身體的放鬆和恢復。啟動迷走神經和副交感神經系統可以幫助降低心率並促進平靜感[8]。因此維持良好的情緒，杜絕壞情緒的肆意發展，對維持身體和心靈的健康活力極為重要。

方法1：情緒急救。

方法2：擁抱情緒。

方法3：正念練習。

---

7 Paine, Nicola J et al. 「Association of Depressive and Anxiety Symptoms with 24-Hour Urinary Catecholamines in Individuals with Untreated High Blood Pressure.」 Psychosomatic medicine, vol. 77, no. 2, 2015, pp. 136-44.
8 Sveinsdóttir, Sigrún Þóra and Kamilla Rún Jóhannsdóttir. 「Is Positive Affect as a Trait Related to Higher Heart Rate Variability in a Stressful Situation?」 International Journal of Environmental Research and Public Health, vol. 20, no. 20, 2023, p. 6919.

方法4：積極心理療法。

方法5：認知行為療法。

方法6：感恩練習。

3.5 指壓（Acupressure）抗衰

當我們的身體某個部位疼痛不適時，我們總會下意識地按摩對應的部位，這其實就是常見的按摩術。我們的身體就像一台精密的機器，裡面有很多不同的部件（臟腑器官），它們通過一些特殊的通道（經絡系統）連接在一起，並且互相影響。穴位就像是這些通道上的關鍵開關，通過按摩這些「開關」，調整身體裡的能量流動（氣血運行），讓身體保持平衡。通過按壓不同的穴位，養護相應的臟器，進而幫助我們保持健康，減慢衰老的過程。

穴位1：內關穴——呵護心臟。

穴位2：列缺穴——滋養肺臟。

穴位3：太沖穴——養護肝臟。

穴位4：足三里——健脾和胃。

穴位5：湧泉穴——補腎強體。

穴位6：百會穴——健腦助眠。

穴位7：天樞穴——腸道護理。

穴位8：血海穴——活血通絡。

04 記錄 LAI，打造自己的抗衰日記

結合日常生活中可以輕易實踐的五大核心抗衰維度——飲食、運動、睡眠、情緒以及指壓，本書精心設計了一套全面而實用度高的日常記錄方法，並配套制定了詳盡的積分準則，即通過計算生活抗衰指數（LAI，即 Lifestyle Anti-aging Index），監測與記錄抗衰的進程，以便精準追蹤自己在抗衰方面的進展與成效。

通過每日（或每周）的日誌記錄，讀者可以依據所採取的抗衰行為，如採用了某種推薦的健康飲食法、規律運動、充足睡眠的保障等，計算並得出個人的 LAI 值。記錄開始後，通過比較這一指數的變化，能直觀瞭解自己抗衰習慣的維持情況，分數越高，意味著本周的抗衰努力越為出色，不僅為個人的健康與年輕態提供了有力證明，也為後續的生活行為調整提供了科學依據。基於 LAI 的動態變化，讀者可以針對性地規劃下周的抗衰策略，不斷優化生活方式，從而在抗衰老的道路上邁出更加堅實有效的步伐。

此外，日常生活中分享抗衰經驗也許能成為社交新方式，「你昨天的 LAI 是多少？我昨天比前天進步了呦！」這種對話可能會頻繁發生，與志同道合的朋友交流抗衰心得，互相激勵、共同進步，不僅能讓抗衰之路不再孤單，

還能在相互學習中發現新的抗衰秘訣。

05 抗衰的多元科技方法

書中介紹了通過改善飲食、運動和睡眠等生活方式來抗衰,但隨著科技的進步,抗衰和抗老領域迎來了前所未有的發展,各種高科技應用層出不窮,助力抗衰和抗老領域飛速發展。

智能科技中智能手環等可穿戴設備能夠持續監測用戶的生理指標,如心率、血壓及睡眠品質,為用戶提供個性化的健康管理建議。同時,這些設備收集的大量數據為 AI 大數據分析提供了寶貴資源,可經過運算制定更為精準的抗衰老方案。生物科技方面,抗氧化、抗炎、細胞健康、激素調節及健腦類保健品各展所長,從多個層面延緩衰老進程。輕醫美技術則通過非手術方式,緊緻肌膚,實現抗衰老效果。

植物合成生物學利用基因工程改造植物,可提高如青蒿素等物質產量,減少更多瘧疾患者的痛苦,並推動其在抗腫瘤、抗炎等領域的進一步研究和應用。另外端粒在抗衰老領域扮演著關鍵角色,是細胞衰老和壽命的生物標誌,除了通過抗衰生活方式可以延緩端粒縮短,部分科技則能通過作用於端粒酶等技術延長端粒,發揮抗老作用。

06 日常點滴，塑造抗衰生活的藝術

抗衰其實並不難，它與我們的日常生活息息相關，是一種持之以恆的生活態度。我們常常誤以為抗衰是一個複雜而遙遠的概念，需要昂貴的產品、高科技的醫療手段。然而，事實並非如此。抗衰的本質，在於我們每天對身體和心靈的呵護與科學管理。

想像一下，每天清晨醒來迎著晨光喚醒了沉睡的身體，拉開了抗衰生活的序幕。選擇營養均衡的早餐為身體提供足夠的能量和營養，讓一天都充滿活力。工作中，適時起身活動，避免久坐帶來的身體僵硬。結束一天的工作後，選擇自己喜愛的健康飲食，讓身體在輕盈中感受到自然的饋贈。偶爾回顧一天中的生活，尋找一些值得感恩的小事，讓內心更加平靜。夜晚，讓心靈沉浸在寧靜的氛圍中，慢慢進入夢鄉。這樣的生活，看似平淡無奇，卻處處蘊含著抗衰的智慧。

抗衰不需要複雜的儀式！也不需要昂貴的代價！它就在我們日常的點點滴滴中，只要我們持之以恆，用心感受，就能讓身體在歲月的長河中保持年輕與活力。祝福每一位朋友，都能開啟美好的抗衰生活旅程，讓青春與活力成為歲月的見證。

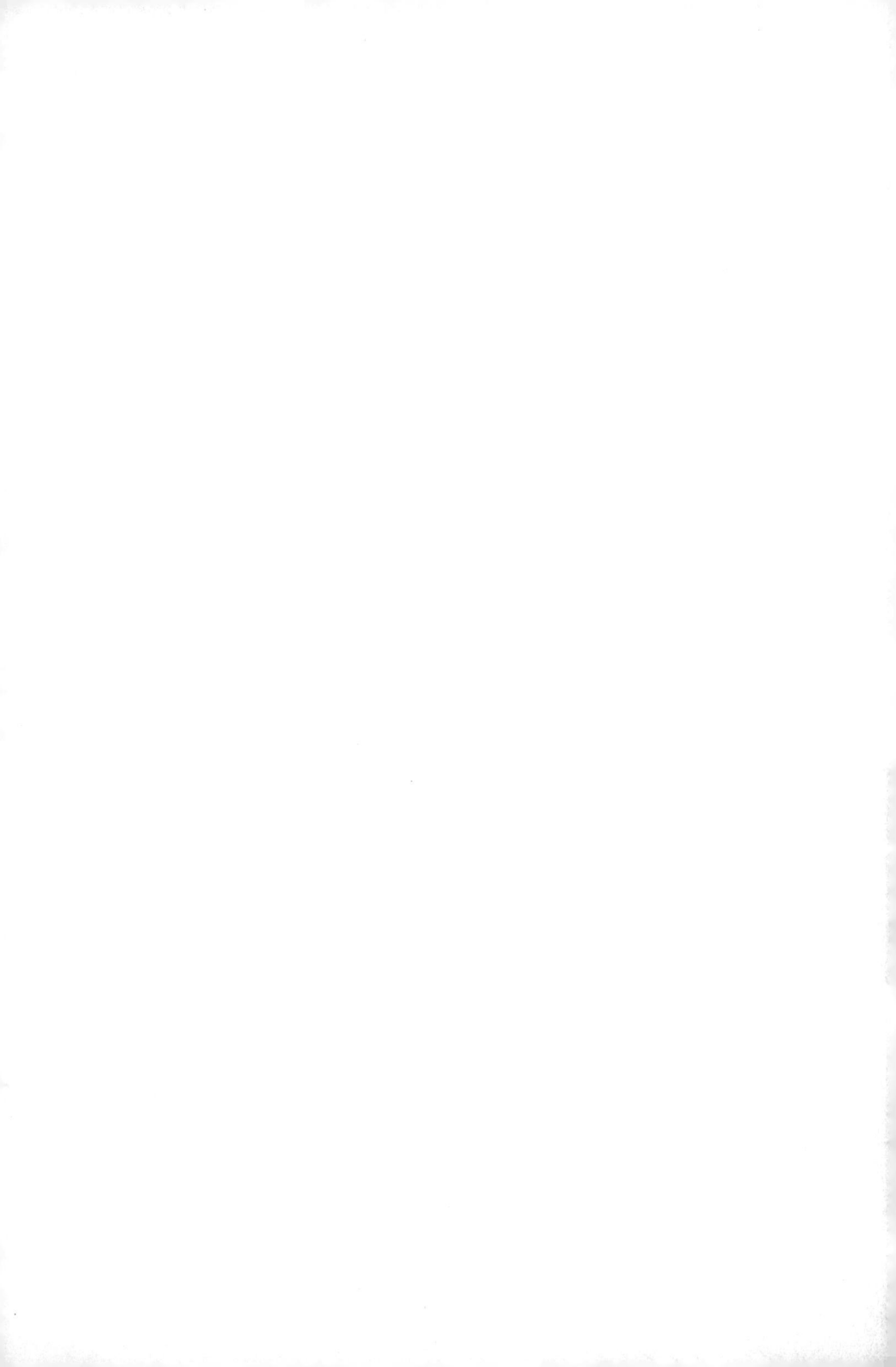

第二章

飲食抗衰

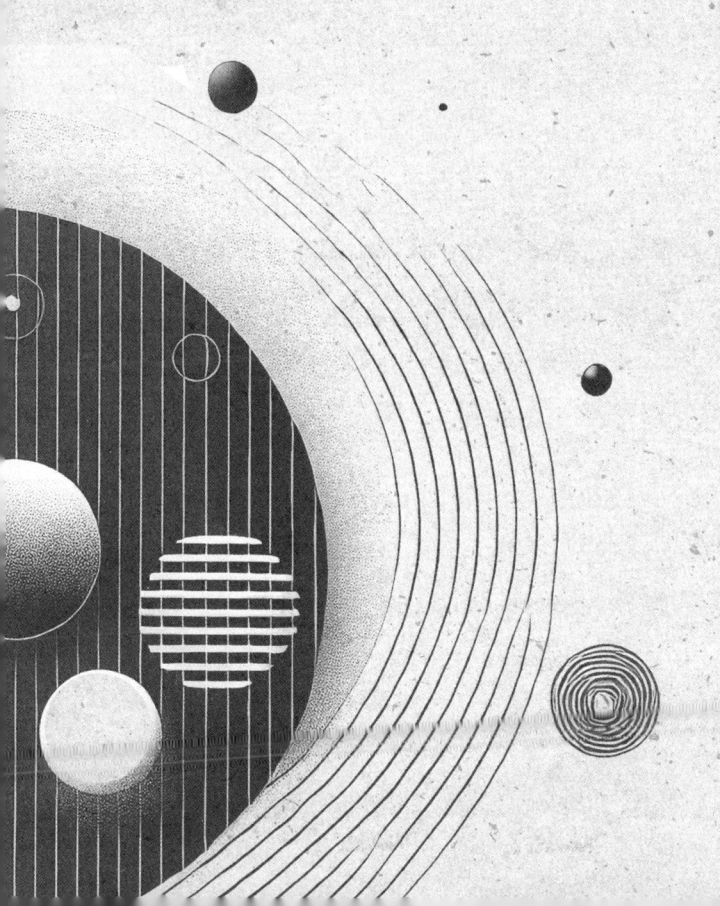

01 藍色地帶長壽的秘密

日本沖繩、義大利薩丁尼亞島、希臘伊卡里亞島、哥斯大黎加的尼科亞半島以及美國加利福尼亞州的洛馬林達市被稱為「藍色地帶」（Blue Zones），它們因居民長壽且健康而聞名。在這些地方居民的平均壽命比全球平均水準長許多，根據 2024 年的數據，全球的平均壽命大約為 73.4 歲，女性的預期壽命為 76.2 歲，男性的預期壽命約為 70.6 歲[9]，而藍色地帶的平均壽命均保持在 80 歲以上，並且老年人經常擁有較好的健康情況，因而老年生活品質更高。其中有報導稱日本沖繩地區百歲老人的比例是全球平均值的 3 倍[10]。

研究發現藍色地帶的飲食結構是健康長壽的關鍵之一。首先，這些地區的飲食主要以植物為基礎，尤其是蔬菜、豆類、全穀物和堅果。比如，日本沖繩的居民在飲食中大量攝取富含纖維的紅薯、海藻和豆腐。沖繩的一位老人每天堅持以蔬菜、豆腐和少量魚類為主的飲食，百歲高齡時仍能保持身體健康。這都展現了通過簡單、自然的飲

---

9 「Life Expectancy by Country 2024.」Worldostats World Data & Statistics. https://worldostats.com/life-expectancy-by-country-2024/.
10 Willcox, B. J. et al.「Caloric Restriction, the Traditional Okinawan Diet, and Healthy Aging: The Diet of the World's Longest-Lived People and Its Potential Impact on Morbidity and Life Span.」Ann N Y Acad Sci, vol. 1114, 2007, pp. 434-55, doi:10.1196/annals.1396.037.

食延緩衰老的可能性。

02 飲食是抗衰的關鍵「法門」

雖然衰老不可避免,但想要延緩衰老、維持年輕狀態,選擇正確的飲食至關重要。飲食不僅影響當下的健康,更在很大程度上影響我們老化速度,甚至改善隨著年齡增長所帶來的一些健康問題。簡而言之,日常餐桌上的每一道美食,不僅關係到當下的美味體驗與能量獲取,還在一定程度上影響了未來的衰老進程。正確的飲食是如何延緩衰老的呢?科學家們發現,飲食可以調控體內的許多生物機制,從而延緩衰老,甚至在某些情況下,逆轉部分與年齡相關的退化。

03 食物如何保護細胞?——抗氧化與抗炎

食物可以通過抗炎、抗氧化過程保護細胞。隨著年齡增長,我們體內的自由基逐漸累積,這些不穩定的分子會攻擊細胞,造成 DNA 損傷,進而加速老化。自由基的存在就像體內不斷流動的「微型劍」,不斷削弱我們的細胞功能,而抗氧化劑就是幫助我們抵擋這些「劍」的武器。不少食物中都含有抗氧化劑,如維生素 C、維生素 E 和多

酚類化合物，這些成分能有效中和自由基，減少對細胞的傷害。

慢性炎症也是導致老化的重要因素之一，許多與年齡相關的疾病，如心血管疾病、關節炎、糖尿病和阿茲海默症都是與長期的低度發炎有關[11]。飲食中一些健康的成分，如 Omega-3 脂肪酸，能有效降低體內的發炎反應[12]。這些健康脂肪通常存在於深海魚類（如鮭魚）、堅果（如核桃），以及橄欖油中。富含花青素和薑黃素的食物也可以抑制促炎因子的產生，進而幫助我們調節免疫系統，減少發炎的風險，從而延緩老化。

04 「少吃長壽」：卡路里限制與自噬如何延緩衰老？

飲食具有良好的抗氧化、抗炎等作用，是否多吃、多飲才能發揮抗衰的作用呢？不，並不是這樣！你可曾聽過「少吃長壽」的說法，這其實是有科學依據的。因為食物中不僅包含抗氧、抗炎成分，還包含脂肪、蛋白質和碳水化合物等物質為機體提供能量，卡路里（Calorie）就是

---

11 牛凱軍，「體內慢性炎症水準對慢性病管理的重要性」，中華健康管理學雜誌，no. 3，2015，p.4。
12 Fontana, Luigi and Linda Partridge.「Promoting Health and Longevity through Diet: From Model Organisms to Humans.」Cell, vol. 161, no. 1, 2015, pp. 106-18.

用來表示食物中所含能量的單位。

研究顯示，適度減少卡路里的攝取，即所謂的「卡路里限制」（Caloric Restriction，CR），能延緩衰老並延長壽命[13]。但這並不是指需要通過節食來達到，而是要適度減少攝取的熱量，避免過度飲食。卡路里限制可以降低氧化壓力，減少細胞代謝過程中所產生的「廢物」，這有助於延緩與年齡相關的疾病，例如心臟病等。

除了降低氧化壓力，卡路里限制還能促進自噬過程。什麼是自噬呢？想像你的身體是一個大型的垃圾回收廠，在這家工廠裡，每天都有大量的垃圾（廢舊的細胞器、受損的蛋白質等）需要處理。然而，當工廠工人（細胞）有足夠的食物供應（卡路里充足），他們就不急於去打掃和清理老舊的東西——他們只需要保持正常的工作節奏即可。當卡路里攝入減少時，比如你正在進行間歇性斷食或卡路里限制時，工廠的食物供應開始減少，工人們為了繼續維持正常工作，就會被迫清理出所有舊的、受損的物品來獲取新的能量——這就是自噬。自噬不僅幫助身體獲得能量，還防止了廢物積累對健康的長期損害[12]，幫助機體對抗衰老。

---

13 Otani, Y. et al.「Effect of Mitochondrial Quantity and Quality Controls in White Adipose Tissue on Healthy Lifespan: Essential Roles of Gh/Igf-1-Independent Pathways in Caloric Restriction-Mediated Metabolic Remodeling.」Pathol Int, vol. 73, no. 10, 2023, pp. 479-89, doi:10.1111/pin.13371.

05 延緩衰老也需要從「腸」計議

飲食能幫助人們維持健康、延緩衰老，除了與食物本身有關，腸道健康與老化的關係也密不可分，健康需要從「腸」計議。隨著年齡增長，我們腸道內的有益菌數量會逐漸減少，這可能導致免疫系統變弱、炎症增加，甚至影響新陳代謝。研究顯示，食物中的膳食纖維和益生菌有助於維持腸道菌群的平衡，促進有益菌的繁殖[14]。益生菌可以從優酪乳、味噌湯和發酵食品中獲取，而膳食纖維則可從全穀類、蔬菜和水果中攝取。

維持健康的腸道菌群不僅有助於消化，還能提升免疫功能，減少慢性病的風險，並延緩老化。近年有一個流行的觀點：「人想吃什麼」在很大程度上是由腸道微生物決定的，腸道中的微生物不僅影響消化和營養吸收，還與我們的大腦直接溝通[15]，影響我們的飲食選擇、情緒和食慾。腸道就像我們身體的第二個大腦，選擇對的食物能讓腸道保持活力，進而幫助我們的身體更健康優雅得緩慢老去。

---

14 Okubo, Hirofumi et al. 「Gut Microbiota as a Therapeutic Target for Metabolic Disorders.」Current medicinal chemistry, vol. 25, no. 9, 2018, pp. 984-1001.
15 Loh, J. S. et al. 「Microbiota-Gut-Brain Axis and Its Therapeutic Applications in Neurodegenerative Diseases.」Signal Transduct Target Ther, vol. 9, no. 1, 2024, p. 37, doi:10.1038/s41392-024-01743-1.

總結來說，飲食是抗衰老過程中最容易掌握的策略之一。通過選擇富含抗氧化物質、抗炎物質、健康脂肪和益生菌的食物，我們可以有效延緩衰老進程，並預防許多與年齡相關的慢性疾病。但是應該具體如何開展我們的飲食呢？是否有簡單可執行的飲食方法指導我們每天的飲食呢？答案是：有！本書總結了7種抗衰老飲食法，希望能幫助你開展飲食抗衰大計。

方法1 地中海飲食法（Mediterranean Diet）

地中海飲食法是一種基於地中海沿岸國家（如希臘、義大利、西班牙等）的傳統飲食模式，已被廣泛認為是最健康的飲食方式之一，地中海憑藉其優越的地理位置，盛產多種新鮮的食材，其位於歐洲、非洲和亞洲三大洲的交匯處，地中海地區不僅孕育了豐富的歷史文化，還使得這裡的食物風味多樣，融合了不同地區的特色，口味獨特而多元化。

U.S. News 是美國知名的新聞媒體，其發布的健康飲食排名常基於多個權威營養專家的意見。根據2024年的排名，地中海飲食已連續七年被《U.S. News & World Report》評為最佳整體飲食[16]。此外，它還在六個其他類別中排名

---

16 「Best Diets Overall 2024.」 U.S. News. https://health.usnews.com/best-diet/best-diets-overall.

第一，包括最佳糖尿病飲食、心臟健康飲食、骨關節健康飲食、健康飲食、最容易遵循的飲食和最適合家庭的飲食。表明地中海飲食有明顯的益處，且受到了業界良好的認可。

什麼是地中海飲食呢？地中海飲食的核心原則就是高攝入新鮮的蔬菜、水果、全穀物、堅果和豆類，適量攝入魚類和家禽，低攝入紅肉和加工食品。地中海飲食法不僅在預防心血管疾病、糖尿病和某些癌症方面效果顯著，還與長壽、健康的老齡化和體重管理密切相關[17]。

為了幫助大家更好地理解和實踐這種飲食模式，哈佛公共衛生學院的營養學家 Walter Willett[18] 等人在 1990 年代開發了「地中海飲食金字塔」。從塔尖到塔基依次為：紅肉、甜品、蛋類、家禽、魚類、乳製品、**橄欖油**、蔬果及堅果豆類、主食。食物攝入應遵循從底層到頂層遞減的原則，即越往塔頂，食用量越少。此外地中海飲食不僅強調需要豐富的蔬果與全穀物的攝入，還要保持足量飲水和適度運動，並適量攝入葡萄酒以達到全面的健康飲食習慣。

---

17 Estruch, R. et al. 「Primary Prevention of Cardiovascular Disease with a Mediterranean Diet Supplemented with Extra-Virgin Olive Oil or Nuts.」 N Engl J Med, vol. 378, no. 25, 2018, p. e34, doi:10.1056/NEJMoa1800389.
18 Willett, W. C. et al. 「Mediterranean Diet Pyramid: A Cultural Model for Healthy Eating.」 Am J Clin Nutr, vol. 61, no. 6 Suppl, 1995, pp. 1402s-06s, doi:10.1093/ajcn/61.6.1402S.

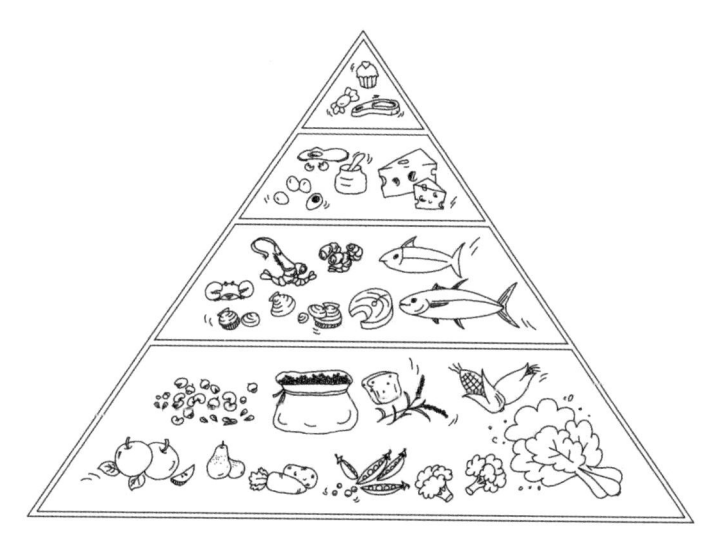

地中海飲食金字塔

地中海飲食的健康效益不僅來自食物本身，還與其烹飪方式、用餐習慣和生活方式密切相關。例如，使用橄欖油代替其他烹飪油，避免過度加工，享用豐富的草本調味料等都是這一飲食法的組成部分。此外，地中海飲食還強調適量飲食和與家人朋友共同享用食物。

下面是各種食物的參考食用量，供大家參考[17]。

1. 蔬菜和水果

每周量化建議：每日大於 5 份，約 300 ～ 500g。

每份量：1 份蔬菜約等於 1 杯生蔬菜或半杯煮熟蔬菜；1 份水果等於 1 個中等大小的水果（如蘋果）或 1 杯切塊水果。

總量：每周約 2,000 ～ 3,500g。

2. **全穀物**

   每日量化建議：每日 3 ～ 5 份。

   每份量：1 份全穀物相當於 1 片全麥麵包或半杯煮熟的糙米、藜麥或燕麥。

   總量：每周約 500 ～ 700g 的全穀物。

3. **堅果和種子**

   每日量化建議：每日約 30g 堅果（如核桃、杏仁）或 2 湯匙種子（如亞麻籽、奇亞籽）。

   總量：每周約 150 ～ 210g。

4. **橄欖油**

   每日量化建議：每日大於 4 湯匙。

   每湯匙量：約 15mL 橄欖油。

   總量：每周約 210 ～ 420mL。

5. **魚類和海鮮**

   每周量化建議：每 2 天 1 次，1 次 100 ～ 150g。

   總量：每周約 300 ～ 450g。

6. **家禽和蛋類**

   每周量化建議：家禽每 2 天 1 次，每周 2 ～ 3 次，每次

約 120g。蛋類每 2 天 1 個。每周 3～5 個,每周不超過 7 個。

總量:每周家禽約 300～400g,蛋類 3～5 個。

7. 紅肉

每周量化建議:減少紅肉攝入,儘量選擇瘦肉。

總量:每周總量不超過 100g。

8. 乳製品

每周建議:每日 1～2 份。

每份量:150g 希臘優格或 30g 乳酪。

總量:每周約 1～2kg 希臘優格或 200～400g 乳酪。

9. 紅酒(選擇性)

每周量化建議:女性不超過 5 杯,男性不超過 10 杯。

每份量:每杯約 150mL。

總量:女性每周不超過 750mL,男性不超過 1,500mL。

方法 2 得舒飲食法(DASH Diet)

得舒飲食(DASH,Dietary Approaches to Stop Hypertension,停止高血壓的飲食法),由美國國立衛生研究院(National Institutes of Health,NIH)在 20 世紀 90 年代發起的一項飲食研究專案中提出的,是一種以控制高血壓和促進心血管健康為目的的飲食模式。它不僅僅針對高血壓患者,也適合想要改善飲食習慣、保持健康體重或預防慢性病的人群。

研究表明得舒飲食對傳統心血管危險因素（即血壓和脂質）具有有益作用，同時得舒飲食可以幫助代謝綜合症以及預防慢性病，並且可以通過促進自噬延緩衰老[19]。得舒飲食的良好效果讓其在全球範圍內得到了廣泛的認可和推廣。此外，在多個最佳飲食榜單中，得舒飲食也屢獲殊榮，如在美國新聞與世界報導中在「最佳飲食」、「最佳健康飲食」、「最佳心臟健康飲食」等排行榜中被選為第一名。

得舒飲食的核心原則

- 吃蔬菜、水果和全穀物，富含鉀、鈣、鎂、纖維和蛋白質。
- 食用包括無脂或低脂乳製品、魚、家禽、豆類、堅果和植物油。
- 限制富含飽和脂肪的食物，如肥肉、全脂乳製品以及椰子油、棕櫚仁油和棕櫚油等熱帶油，選擇飽和脂肪和反式脂肪含量低的食物。
- 限制含糖飲料和糖果。
- 關於鈉的攝入量，有兩個建議值：
標準DASH飲食：建議每日鈉攝入量不超過2,300mg。

---

19 Madeo, Frank et al. 「Caloric Restriction Mimetics: Towards a Molecular Definition.」 Nature reviews Drug discovery, vol. 13, no. 10, 2014, pp. 727-40.

低鈉DASH飲食：建議每日鈉攝入量不超過1,500mg。研究表明每天攝入1,500mg鈉比每天攝入2,300 mg鈉更能起到降低血壓的作用。

DASH飲食的指南可參考下文，希望能夠幫助大家更便捷地開展相應飲食。可以慢慢開始，不追求一夜之間就改變自己的飲食習慣，但只要開始改變並認真記錄下來就不晚。

穀物：每天6～8份

穀物可以包含麵包、粥、麥片、米飯、義大利麵等。為了能為機體提供更加豐富的膳食纖維、鎂等微量元素，建議選擇全麥類產品，用糙米替代白米，全麥麵包替代白麵包。值得注意的是穀類食品的脂肪含量很少，所以不要添加大量的奶油、果醬等破壞它們。

蔬菜：每天4～5份

番茄、胡蘿蔔、綠花椰菜等蔬菜都有豐富的膳食纖維、鉀和鎂等礦物質和維生素，並且新鮮蔬菜和冷凍蔬菜對於健康同樣有效，所以每天在製作肉類料理時可以增加一些切碎的蔬菜，或者單獨製作一份蔬菜沙拉。

水果：每天 4～5 份

除了椰子和酪梨，其他水果的脂肪含量低，並且含有豐富的纖維、鉀和鎂。每天可以選擇不同的方式吃水果，來增加飲食趣味性，如早餐一杯鮮榨橙汁、白天吃一份蘋果或橘子。

低脂或無脂乳製品：每天 2～3 份

各種乳製品如優酪乳、牛奶等是鈣、維生素 D 和蛋白質的主要來源，但是建議選擇低脂或脫脂產品，降低乳製品帶來的高脂肪。對於患有乳糖不耐症的人群，可以替換為不含乳糖的乳製品。乳製品也可以和水果一起組合搭配哦，自製優酪乳水果撈是一個不錯的選擇。

肉類、家禽和魚類：每天 6 份或更少

這些食物富含蛋白質、維生素 B、鐵和鋅，但得舒飲食並不把肉類作為食物的主要成分，若是肉食愛好者，可以把平時吃的肉類食物分成 2 份或者 3 份，並搭配蔬菜一起食用。烹飪肉類時，建議去皮去脂，最好不要用奶油煎。

脂肪和油：每天 2～3 份

脂肪是吸收必需維生素的基礎物質，因為它們參與免疫系統的構建。雖然過量攝入脂肪會造成心血管疾病、肥

胖等風險，但是人體每天也需要攝入適量的脂肪來確保機體的健康。購物時注意看產品的包裝訊息，選擇那些不含或僅含少量飽和脂肪、反式脂肪酸的醬料、奶油等。

鈉：每天不超過 2,300mg，或低鈉飲食不超過 1,500mg

堅果、種子、扁豆和豌豆：每周 4～5 份

杏仁、豌豆、豆製品等含有豐富的鎂、鉀和蛋白質，以及大量的纖維和植物元素。堅果中脂肪比例高，但它是單元不飽和脂肪酸（對身體有益）的良好選擇。堅果中含有豐富的卡路里，所以每周 4～5 份即可。

糖果 / 甜食：每周 5 份或更少

得舒飲食法可食用少量甜食，但應選擇不含脂肪以及僅僅少量添加人造甜味劑（如阿斯巴甜等）的食物。

建議食物	不建議或限制食物

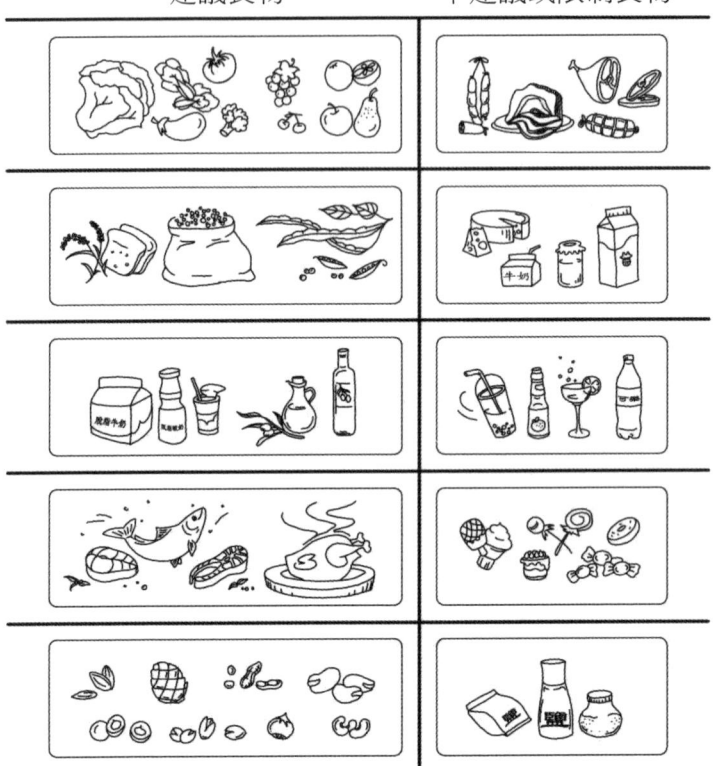

得舒飲食法建議與不建議食物

方法 3　生酮飲食法（Ketogenic Diet）

　　生酮飲食法是一種通過極大地減少碳水化合物攝入，增加脂肪攝入來促使身體進入一種稱為「酮症」（Ketosis）的代謝狀態的飲食方式。酮體是由脂肪分解產生的中間產

物，包括乙醯乙酸、β-羥基丁酸和丙酮。在正常情況下，人體主要通過葡萄糖提供能量。但在生酮飲食法下，由於碳水化合物攝入極低，葡萄糖供能不足，身體轉而利用脂肪分解產生的酮體作為替代能源。

生酮飲食法最初是作為治療癲癇病的療法開發的，其可能會通過為大腦提供能量、改善神經元的穩定性來抑制癲癇發作，另外生酮飲食法會影響神經遞質（如谷氨酸和γ-氨基丁酸）的平衡，減少神經系統的異常放電。GABA（γ-氨基丁酸）是一種抑制性神經遞質，有助於抑制過度的神經活動，而生酮飲食被認為能夠促進 GABA 的生成，這對控制癲癇非常重要。近年來它因其在減肥、改善代謝健康、穩定血糖和增強認知功能等方面的潛在益處，成為一種受歡迎的飲食模式。

當碳水化合物攝入量極低（通常每天少於 50g），肝臟開始將脂肪轉化為酮體，為大腦和其他器官提供能量，人體開始更有效地燃燒儲存的脂肪，從而促進減肥。生酮飲食法經常在最佳快速減肥飲食中高居榜首，受到業界的廣泛認可。另外生酮飲食能夠降低血糖，減少胰島素分泌壓力，通過減少碳水化合物攝入，血糖波動減小，胰島素敏感性得以提高。

但是生酮飲食在最初幾天或幾周可能會引發「酮流感」，症狀包括頭痛、疲勞、噁心、易怒等。身體適應了

酮症後，這些症狀會逐漸消失。此外，長時間的生酮飲食可能導致便秘、電解質失衡、膽固醇水準升高等副作用。因此，有人擔心堅持生酮飲食超過兩年可能會產生不良影響。

根據個人需求和目標，生酮飲食有幾種不同的版本：

- 標準生酮飲食（Standard Ketogenic Diet，SKD）：高脂肪（70%～75%）、中等蛋白質（20%～25%）和極低碳水化合物（5%～10%）。
- 循環生酮飲食（Cyclical Ketogenic Diet，CKD）：採用周期性的方式，一段時間內嚴格限制碳水化合物攝入（如5天），然後短時間內增加碳水攝入（如2天）。
- 靶向生酮飲食（Targeted Ketogenic Diet，TKD）：在鍛鍊或運動前攝入一定量的碳水化合物，適合有特定運動需求的人。
- 高蛋白生酮飲食（High-Protein Ketogenic Diet）：與標準生酮飲食類似，但蛋白質攝入更高，通常為脂肪60%，蛋白質35%，碳水化合物5%。

可以選擇的高脂肪食物如椰子油、橄欖油、酪梨、堅果等。這些食物富含健康脂肪，有助於維持酮症狀態。

可以選擇的蛋白質如雞肉、牛肉、豬肉、魚類、蛋。蛋白質有助於維持肌肉品質，但攝入過多可能會影響酮症狀態。

可以選擇的低碳水蔬菜有菠菜、綠花椰菜、花椰菜等非澱粉類蔬菜，提供纖維、維生素和礦物質。馬鈴薯、紅薯等高澱粉、碳水的蔬菜應該儘量避免。

全脂乳製品可選擇如全脂乳酪、奶油等。

在生酮飲食法中高碳水化合物食物尤其應該避免，如麵包、米飯、麵條、馬鈴薯等應嚴格限制。另外高糖食物如果汁、含糖飲料、甜點等也應避免。與其他飲食法一樣，在生酮飲食中同樣需避免反式脂肪和高度加工的食品。

方法4　168 間歇性斷食

168 間歇性斷食是一種流行的飲食方式，它通過設定 16 小時的斷食窗口和 8 小時的進食窗口，幫助調節體重、改善代謝健康以及增強整體健康狀態。與前文介紹的其他飲食方法不同，間歇性斷食法不規定具體的食物攝入量，而是通過限定進食時間來調整身體的代謝節奏。

在 1 天（24 小時）內，選擇連續的 16 個小時進行斷食，只喝水、茶、黑咖啡等無熱量或低熱量的飲品，而其餘的 8 個小時則為進食時間窗口。這種飲食模式的核心在於利用斷食期間向體內發出「使用脂肪作為能源」的訊

號。當體內的肝糖被消耗殆盡後，身體便會自然而然地開始分解脂肪，以獲取必要的能量，從而達到減重的效果。間歇性斷食也有助於降低空腹血糖指數、增強胰島素敏感性並減少II型糖尿病的風險。斷食期間，胰島素指數較低，有助於提高細胞對胰島素的反應，減少胰島素抵抗。

此外，研究表明在斷食狀態下，身體會啟動自噬過程，去除受損的細胞器、蛋白質及其他廢物。間歇性斷食通過改善心臟健康標誌物（如降低低密度脂蛋白膽固醇、血糖指數、炎症指標等），減少心血管疾病的風險，表明適當斷食對心血管健康有明顯的正面作用。間歇性斷食通過減少氧化應激和炎症，有助於提升大腦功能並預防神經退行性疾病。另外斷食有助於提高大腦神經元的生長，改善認知功能，甚至減少阿茲海默症的風險。

如何制定飲食計畫？

成功實施168間歇性斷食不僅僅是調整進食和斷食時間，還需要合理選擇食物和維持營養平衡。以下是一些關鍵步驟，幫助你制定有效的168飲食計畫：

1. 設定進食和斷食時間窗口

首先需要選擇適合自己的進食時間窗口。通常建議將8個小時的進食時間安排在白天，以便更好地配合日常的生活節奏和身體的生物鐘。例如，你可以選擇上午

10 點到晚上 6 點，或者中午 12 點到晚上 8 點作為你的進食時間。你可以根據個人的作息時間調整這一時間窗口，確保方便實施。

在進食窗口內，雖然沒有嚴格的食物限制，但合理的飲食搭配和均衡的營養攝入必不可少。

2. **控制熱量和均衡營養**

   儘管 168 間歇性斷食並不嚴格規定飲食的種類和數量，但仍需注意均衡的營養攝入。在 8 小時的進食時間內，應優先選擇富含蛋白質、健康脂肪和高纖維的食物，以保持穩定的能量和飽腹感。

   以下是推薦的食物類別：

   - 蛋白質來源：如瘦肉、魚、雞蛋、豆類等，能促進肌肉修復和維持。
   - 健康脂肪：如橄欖油、酪梨、堅果、種子類，能提供持久能量。
   - 複合碳水化合物：如全穀物、蔬菜和水果，能幫助維持穩定的血糖。
   - 富含纖維的食物：如綠葉蔬菜、豆類、堅果，促進消化健康。

3. **避免高糖和加工食品**

   在 8 小時進食時間內，應避免攝入過多的加工食品和高

糖食物,如甜點、軟飲料、精製穀物等。這類食物會導致血糖和胰島素指數波動,影響體重管理和代謝健康。

合理安排餐次和分量

儘管進食時間被壓縮到 8 小時內,但這並不意味著需要大量進食。建議根據個人需求將熱量分布在兩到三餐中,不要過量進食。以早上 10 點到下午 6 點為飲食時間,下午 6 點到第二天早上 10 點為斷食時間為例:

- 10:00 am(早餐):烤雞胸肉、藜麥沙拉,用橄欖油和醋調味。
- 1:00 pm(午餐):一份蔬菜沙拉(可以包括生菜、番茄、黃瓜、胡蘿蔔等),搭配一份瘦肉(如雞胸肉、魚肉等)和一份主食。
- 4:00 pm(小吃):無糖優酪乳、堅果混合物和一些水果。
- 6:00 pm(晚餐):鮭魚配蒸蔬菜(如綠花椰菜、胡蘿蔔),以及糙米或全麥麵包。

即使在斷食期間,水分的攝入仍然至關重要。在 16 小時的斷食期內,喝足夠的水、茶或黑咖啡可以保持水分平衡,並幫助減少饑餓感。

間歇性斷食需要循序漸進

如果一開始 16 小時的斷食對你來說太困難，可以從 12 小時斷食開始，然後逐漸增加斷食時間，最終達到 16 小時。若改變飲食模式後出現無力、頭暈等狀況時，應針對自身情況調整進食的食物品種、熱量和斷食時間。

儘管 168 間歇性斷食有一定的抗衰益處並對減重有利，但它不應被視為極端節食的替代方案。在斷食期間，不建議攝入過少的熱量，避免因熱量過低而導致營養不良或代謝紊亂。另外按照此方案開展飲食時，要密切關注自身身體回饋，避免過度。

方法 5　彩虹飲食法（Rainbow Diet）

彩虹飲食法（Rainbow Diet）是一種通過攝入不同顏色的食物來實現營養均衡的飲食模式，是美國癌症協會推薦的一種飲食方法。其核心理念是食物的顏色往往與其所含的不同營養成分有關，食用各種顏色的食物可以確保攝取豐富的維生素、礦物質和抗氧化劑。這種飲食法不僅在視覺上豐富多彩，還能夠增強免疫力、降低慢性病風險，並有助於保持整體健康。彩虹飲食法將食物分為紅、橙、黃、綠、藍、紫和白等顏色，每種顏色代表不同的植物營養素，具有不同的保健作用。

彩虹飲食法並非一種特定的飲食配方或嚴格限制的飲

食計畫,而是一種靈活的飲食結構,建議人們通過多樣化的顏色和食物種類來增加營養攝入,所以不同書籍中顏色劃分略有不同,但核心原則一致。這一飲食方式尤其適合那些希望保持健康、預防疾病或增加能量的人。

彩虹飲食法的核心原則

彩虹飲食法的核心原則是每天攝取紅色、橙色、黃色、綠色、藍色、紫色、棕色、白色的食物,每種顏色的食物都提供特定的健康益處。不同顏色的食物含有不同種類的植物營養素,這些化合物對身體有多種保護作用。

每種顏色食物的營養特色

食物顏色	主要代表	營養成分與功效
紅色	番茄、紅椒、西瓜、草莓、覆盆子、蘋果、櫻桃	富含番茄紅素和花青素,改善心臟健康,減少癌症風險,降低炎症、促進皮膚健康
橙色／黃色	胡蘿蔔、南瓜、柳丁、芒果、柿子、黃色甜椒、玉米	富含β-胡蘿蔔素和維生素C,支持視力健康,增強免疫系統
綠色	菠菜、羽衣甘藍、綠花椰菜、青蘋果、黃瓜、奇異果、酪梨	富含葉綠素、葉酸,維生素K和抗氧化劑,促進血液循環,保護眼睛健康,降低慢性病風險
藍紫色	藍莓、黑莓、茄子、葡萄、紫甘藍、紫薯	富含花青素和類黃酮,減少氧化應激,保護大腦健康,增強記憶力,降低認知衰退風險
白色或棕色	大蒜、洋蔥、馬鈴薯、蘑菇、椰子、薑、花椰菜	含有硫化合物和樹皮素,可抗菌、抗炎和增加免疫力,改善免疫系統功能,保護心臟

方法 6　抗炎飲食法

炎症是身體對感染或受傷的正常反應，但長期的慢性炎症可能導致多種健康問題，如心臟病、糖尿病、癌症、阿茲海默症等慢性疾病。抗炎飲食法（Anti-Inflammatory Diet）就是一種通過調節飲食來減少體內炎症的飲食模式，其目標是減少炎症的觸發因素，促進身體的自我修復，增強免疫功能，並改善整體健康。

雖然抗炎飲食並沒有一個唯一的創始人，本書中將以 Andrew Weil 博士的抗炎飲食理念為核心進行介紹。Andrew Weil 博士是美國著名的整合醫學專家，他在 20 世紀 90 年代提出了抗炎飲食的基本框架。

與地中海飲食類似，抗炎飲食法強調營養豐富的飲食，包括水果、蔬菜、全穀物、健康脂肪和瘦肉蛋白，同時限制精製糖、加工食品和飽和脂肪的攝入。然而，它為每日攝入特定的抗炎食物提供了更明確的飲食指導，如蘑菇、草藥、香料和綠茶。

Dr. Weil 建議食用富含 Omega-3 脂肪酸的食物，並儘量避免加工食品。為了幫助人們選擇有助於減少慢性炎症的食物，Dr. Weil 及其團隊提出了抗炎飲食金字塔。這一模型受到地中海飲食的啟發，並結合了多種植物性食物、健康脂肪和天然調味料的建議，將 16 種食物進行排列，是一種可以長期堅持的健康飲食模式。

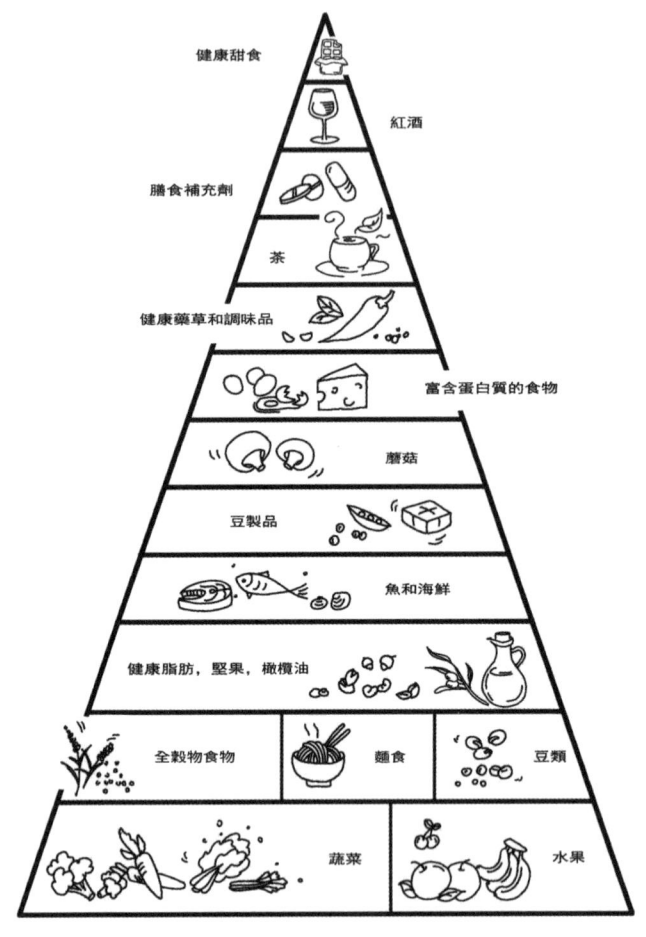

```
                    健康甜食
                        紅酒
              膳食補充劑
                     茶
         健康藥草和調味品
                            富含蛋白質的食物
                               蘑菇
                   豆製品
                            魚和海鮮
       健康脂肪，堅果，橄欖油
              全穀物食物    麵食      豆類
                   蔬菜          水果
```

Weil 博士的抗炎飲食金字塔

抗炎飲食金字塔（Anti-Inflammatory Diet Pyramid）幫助人們選擇能減少體內慢性炎症的食物。以金字塔的形狀分層排列，最底層代表應攝入最多的食物，而頂層代表應限

制或適量攝入的食物，呈現了日常飲食中每類食物的優先程度：

第一層（基礎層）：蔬菜和水果

蔬菜和水果位於金字塔的基礎層，應大量攝入。它們富含抗氧化劑、維生素和礦物質，能夠中和自由基，減少氧化應激和炎症反應。所以建議選擇多種顏色的蔬菜和水果，盡可能選擇有機蔬果。

蔬菜每天至少4～5份（1份等於2杯蔬菜沙拉或二分之一杯煮熟、生吃或榨汁的蔬菜）。推薦深色綠葉蔬菜（菠菜、羽衣甘藍、甘藍）、十字花科蔬菜（綠花椰菜、高麗菜、白菜和花椰菜）、胡蘿蔔、甜菜、洋蔥、豌豆、南瓜、海藻和洗淨的生蔬菜沙拉。

水果每天3～4份（1份相當於1塊中型水果、二分之一杯切碎水果、二分之一杯乾果）。可以選擇覆盆子、藍莓、草莓、桃子、油桃、柳丁、紅葡萄、李子、石榴、黑莓、櫻桃、蘋果和梨等，因為它們的升糖負荷都低於大多數熱帶水果。

第二層：全穀物、麵食和豆類

全穀物（如燕麥、糙米、藜麥）、麵食（如義大利麵）和豆類（如扁豆、鷹嘴豆）提供膳食纖維、維生素B和礦

物質，升糖相對慢，有助於調節血糖水準，保持腸道健康，降低炎症風險。相比精製穀物，全穀物的抗炎作用更為顯著。

全穀物是指完整或幾大塊的穀物，而不是全麥麵包或其他由麵粉製成的產品。每天3～5份（1份相當於約半杯煮熟的穀物），可以選擇糙米、印度香米、野生稻米、蕎麥、大麥、藜麥等。

麵食每周2～3份（1份約等於半杯煮熟的義大利麵），可選擇有機義大利麵、米粉、粉絲、部分全麥麵條和蕎麥麵，如日本烏龍麵等。

豆類和豆科植物每天1～2份（1份相當於半杯煮熟的豆類或豆科植物）。豆類可選擇如紅豆和黑豆，以及鷹嘴豆、黑眼豆和小扁豆。豆類富含葉酸、鎂、鉀和可溶性纖維。將它們煮熟後直接食用，或將其製成鷹嘴豆泥等糊狀食用。

第三層：健康脂肪

健康脂肪，尤其是富含 Omega-3 脂肪酸的食物（如深海魚、亞麻籽油、核桃）和富含單元不飽和脂肪的食物（如橄欖油、酪梨），在抗炎飲食中佔據重要地位。健康脂肪有助於降低炎症標誌物水準，改善心血管健康。

健康脂肪每天5～7份（1份相當於1茶匙油、2個核

桃、1湯匙亞麻籽、1盎司酪梨）。烹飪時，使用特級初榨橄欖油和壓榨葡萄籽油。其他健康脂肪來源包括堅果（尤其是核桃）、酪梨和種子，包括新鮮磨碎的亞麻籽。冷水魚、富含 Omega-3 的雞蛋和全豆食品中也含有 Omega-3 脂肪。也可以使用有機、壓榨、高油酸葵花籽油，以及沙拉中的核桃油和榛子油以及作為湯和炒菜調味品的深色烤芝麻油。

第四層：魚類和貝類

抗炎飲食中建議攝入如魚類和貝類。魚類和貝類富含 Omega-3 脂肪，具有很強的抗炎作用，貝類還含有豐富的鋅、硒和其他礦物質，這些礦物質具有抗氧化作用，可以減少體內的氧化應激，進而減少炎症反應。

魚類和貝類建議每周 2～6 份（1 份相當於 4 盎司魚或海鮮），如阿拉斯加野生鮭魚（尤其是紅鮭）、鯡魚、沙丁魚和黑鱈魚。如果你選擇不吃魚，可以適量補充魚油類產品，劑量為每天 2～3g。

第五層：豆製品

豆類富含葉酸、鎂、鉀和可溶性纖維，它們是低升糖負荷食物，並不會對血糖造成負擔。豆製品含有具有抗氧化活性的異黃酮，能夠幫助預防癌症，對抗衰有益。

建議每天 1 至 2 份豆製品,可選擇如豆腐、豆乾、豆豉、納豆、豆漿、腐竹等,這些全豆製品保留了完整大豆的營養成分,更接近天然狀態,有益於健康。不建議選擇經過分離處理的食品,如大豆分離蛋白粉或用大豆分離蛋白製成的仿肉製品,因其加工過程會造成大豆中部分營養物質流失並可能含有添加劑。

第六層:熟蘑菇

蘑菇含有增強免疫功能的化合物。食用時請勿生吃蘑菇,熟蘑菇的每日攝入量並沒有限制,可以選擇香菇、金針菇、平菇以及可食用的野生蘑菇等。

第七層:其他蛋白質來源

可以適量攝入高品質天然乳酪和優酪乳、富含 Omega-3 的雞蛋、去皮家禽、瘦肉等,按照每周 1～2 份食用(1 份相當於 1 盎司乳酪、1 份 8 盎司乳製品、1 個雞蛋或 3 盎司煮熟的家禽或去皮肉)。

第八層:香料和草藥

天然香料和草藥如薑黃、薑、大蒜、肉桂等富含抗炎成分,可以日常添加到飲食中,幫助進一步降低炎症。每日攝入量並沒有嚴格限制,可以選擇薑黃、咖哩粉(含薑

黃)、薑和大蒜(乾的和新鮮的均可)、辣椒、羅勒、肉桂、迷迭香、百里香等來調味食物。

第九層：茶

茶富含兒茶素。兒茶素是一種抗氧化物質，可減輕炎症。選擇優質茶葉並學習如何正確沖泡，不僅可以抗炎抗氧，也可以獲得最佳口感並享受放鬆的茶歇時間。但過度飲茶可能引起失眠，所以每天 2～4 杯即可，可以選擇白茶、綠茶、烏龍茶等兒茶素含量高的茶類。

第十層：膳食補充劑

當你無法獲取每日所需的微量營養素時，可以選擇補充劑填補飲食中的空白。比如高品質複合維生素／礦物質，包含關鍵的抗氧化劑（維生素 C、維生素 E、混合類胡蘿蔔素和硒）；輔酶 Q10、魚油、維生素 D3 等。具體補充量應遵循相應的產品標籤，不可過量攝入。

第十一層：紅葡萄酒

紅酒也具有一定的抗氧化作用，可以限制每天攝入量不超過 1～2 杯。但是如果你不喝酒，可以避開。

第十二層：健康甜食

位於金字塔頂層的是甜食、含糖飲料等，建議減少攝入量。黑巧克力雖然也能提供具有抗氧化活性的多酚，但建議選擇至少含 70% 純可可的黑巧克力，可以每周食用幾次，每次 1 盎司。過量食用甜食可能會引發或加重炎症。

方法 7　第四餐（The Fourth Meal）

「第四餐」是一類能夠促進健康的食品的統稱，通常是指膳食營養補充類食品，包括保健食品、特殊醫學用途配方食品、特殊膳食食品和其他具有一定功能性的普通食品。

傳統的飲食結構通常包含早餐、午餐和晚餐三餐，間隔時間較長。而第四餐的引入可以靈活調節飲食，通過補充能量來避免因過度饑餓導致的暴飲暴食，保持血糖穩定，提升代謝水準。特別是對於一些生活節奏較快或者工作時間較長的人群，第四餐可以提供額外的營養支持，幫助維持身體的健康狀態。

在這裡要引入一個新概念——隱性饑餓。是指因飲食結構不合理導致的營養攝入不均衡現象。它發生在人體雖然攝入了足夠的食物量，但缺乏某些關鍵的微量營養素，如維生素、礦物質和必需的脂肪酸，同時可能伴隨對其他營養成分（如糖分或飽和脂肪）的過度攝入。這種情況雖然不會立即表現為饑餓感或能量不足，但會逐漸引發

身體對特定營養素的隱蔽性需求，進而影響健康和機體功能。隱性饑餓常見於依賴高熱量、低營養密度食品的飲食習慣，容易導致免疫力下降、疲勞、代謝紊亂和慢性疾病風險增加。而第四餐能很好地解決隱形饑餓。

如果想要補充第四餐，首要前提是明確自己的抗衰目標，比如希望改善血糖、補充能量等，對應的補充劑也有所不同。其實是要對自己的身體情況有明確認知，比如通過定期體檢瞭解身體的營養狀況、檢測自己的體重、血壓、血氧濃度等，根據實際情況選擇補充劑。

第三章

運動抗衰

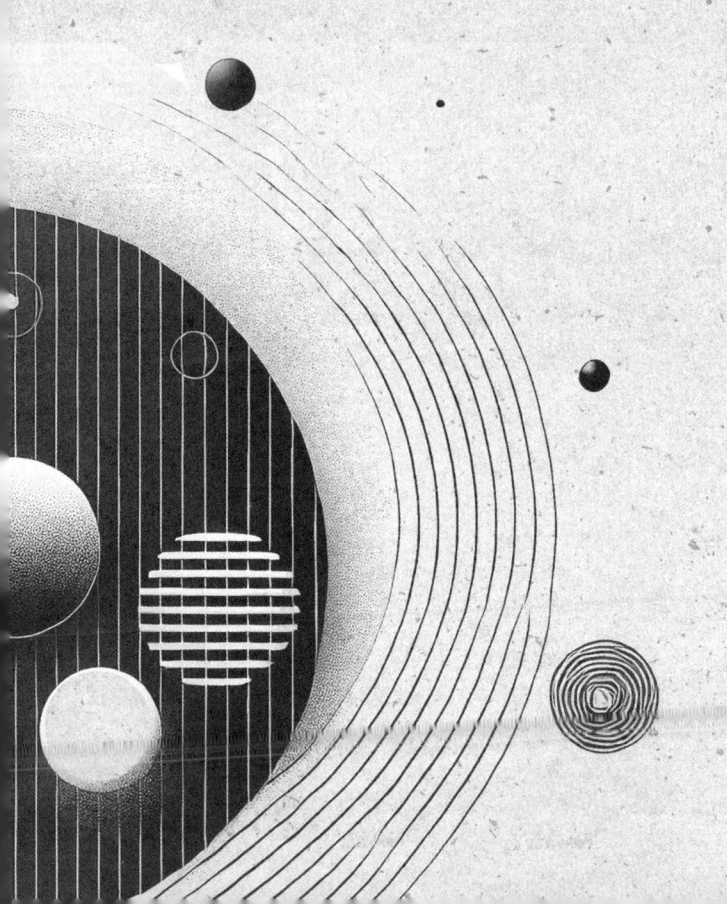

除了飲食，運動對抗衰也有良好延緩作用。運動除了幫助人們獲得健美、輕巧的體型，還能夠增強身體機能，提高心肺功能和血液循環效率，促進新陳代謝，加速毒素排出，有助於保持身體的年輕狀態。更重要的是，運動能夠激發細胞活力，延長細胞壽命，並通過促進抗氧化物質的生成，有效清除體內自由基，減少自由基對機體的損害。這些機制共同作用，使得運動在抗衰老方面發揮出顯著的作用。

01 跑步 6 個月，血管年輕 4 歲

根據《美國心臟病學會雜誌》的一項研究，跑步僅 6 個月就能讓血管年輕 4 歲。這項研究由世界頂級大學倫敦大學學院的心血管科學系研究團隊完成，他們召集了 237 名之前沒有跑步經歷的志願者，經過 6 個月的系統訓練，這些志願者成功完成了倫敦馬拉松，並且他們的血壓和動脈硬化程度顯著降低，相當於血管年輕了 4 歲[20]。這項研究表明，跑步作為一種有氧運動，能夠顯著改善血管彈性，降低心血管風險，從而延緩衰老。

---

20 Bhuva, Anish N et al. 「Training for a First-Time Marathon Reverses Age-Related Aortic Stiffening.」 Journal of the American College of Cardiology, vol. 75, no. 1, 2020, pp. 60-71.

02 運動能對抗細胞損傷

衰老的本質與細胞的損傷、功能衰退密切相關。運動通過促進細胞代謝,進而減少氧化應激對細胞的損害。研究發現,適度的運動能夠通過增加抗氧化酶的活性,減少自由基的積累,從而保護細胞免受氧化應激的損傷[21]。

運動還能夠延長端粒的長度。端粒是染色體末端的結構,隨著年齡的增長,端粒逐漸縮短,這與衰老密切相關。研究表明,長期的有氧運動與端粒的維護和修復有顯著關聯,能夠減少端粒縮短的速度,延緩細胞老化[22]。長跑運動員白細胞中染色體末端端粒的長度比一般健康成年人更長[23],這表明運動有助於維持免疫細胞的「年輕」狀態。

---

21 Radak, Zsolt et al.「Oxygen Consumption and Usage during Physical Exercise: The Balance between Oxidative Stress and Ros-Dependent Adaptive Signaling.」Antioxidants & redox signaling, vol. 18, no. 10, 2013, pp. 1208-46.
22 Puterman, Eli et al.「The Power of Exercise: Buffering the Effect of Chronic Stress on Telomere Length.」PloS one, vol. 5, no. 5, 2010, p. e10837.
23 Werner, Christian et al.「Physical Exercise Prevents Cellular Senescence in Circulating Leukocytes and in the Vessel Wall.」Circulation, vol. 120, no. 24, 2009, pp. 2438-47.

03 運動清除受損細胞器

隨著年齡的增長,人體的自噬能力會逐漸減弱,導致細胞內廢物堆積,引發細胞功能障礙,進而加速衰老。而運動能夠啟動自噬,幫助細胞有效地清除受損結構。運動啟動自噬後,幫助肌肉細胞清除受損的線粒體和蛋白質,從而保持細胞內的代謝平衡。自噬對於肌肉攝取和利用葡萄糖至關重要,缺乏自噬功能會導致肌肉對葡萄糖的代謝失調,進而引發高血糖和胰島素抵抗[24]。

自噬的增強能夠延緩肌肉的退化,保持肌肉的活力和功能。除了肌肉細胞,運動對心臟、肝臟、胰腺 β 細胞和脂肪組織等多個器官的自噬活性有調節作用。這些器官中的自噬過程有助於維持器官功能和代謝穩態。

04 運動可改善代謝健康

隨著年齡的增長,代謝綜合症(包括肥胖、II 型糖尿病、高血壓等)發生的風險增加,代謝紊亂是導致老年疾病和死亡率增加的主要原因之一。運動能夠顯著改善代謝

---

24 He, C. et al. 「Exercise-Induced Bcl2-Regulated Autophagy Is Required for Muscle Glucose Homeostasis.」 Nature, vol. 481, no. 7382, 2012, pp. 511-5, doi:10.1038/nature10758.

健康,通過增加胰島素敏感性,幫助調節血糖指數,同時還能夠減少脂肪組織中的脂肪堆積,降低血脂指數[25]。這些改變對於預防肥胖、心血管疾病和其他與衰老相關的代謝疾病具有重要作用。

05 減少慢性炎症,改善免疫功能

慢性炎症是衰老過程中的關鍵因素,而運動具有顯著的抗炎作用。適度的有氧運動能夠降低炎性標誌物的指數,增強抗炎細胞因子的分泌,從而抑制炎症反應。研究表明,長期的適度運動能夠減少體內的慢性炎症,調節免疫系統功能,使其更有效地應對病原體,同時減少自身免疫反應引起的損傷[26]。

通過運動,尤其是有氧運動,可以減少體內脂肪含量(特別是內臟脂肪),從而降低慢性炎症的來源。研究表明,運動能減少脂肪組織中促炎性巨噬細胞的數量,從而減少脂肪組織中的炎症反應。另外,運動可以增加抗炎細胞因子的分泌,特別是 IL-10(白細胞介素 -10),這種抗

---

25 Ross, R. et al. 「Exercise-Induced Reduction in Obesity and Insulin Resistance in Women: A Randomized Controlled Trial.」 Obes Res, vol. 12, no. 5, 2004, pp. 789-98, doi:10.1038/oby.2004.95.
26 Woods, Jeffrey A et al. 「Exercise, Inflammation and Aging.」 Aging and disease, vol. 3, no. 1, 2012, p. 130.

炎因子能夠中和促炎性訊號，減少炎症反應。

06 保持認知功能，預防神經退行性疾病

衰老不僅影響身體的健康，還會對認知功能產生負面影響，增加罹患阿茲海默症和其他神經退行性疾病的風險。運動能夠通過促進大腦中的血液流動，增加大腦中神經營養因子的分泌（如 BDNF），從而促進神經的生長和修復，改善記憶和學習能力[27]。

運動還能夠減少大腦中的氧化應激和炎症，這些都是導致神經退行性疾病的重要原因。適度的有氧運動和力量訓練都有助於保持大腦的健康，延緩認知功能的衰退。

07 過度運動，反而加速衰老

一切皆有度，運動也會「物極必反」。劇烈運動可能破壞人體內環境的平衡，加速體內某些器官的磨損和生理功能的失調，從而抑制免疫系統的功能，減弱機體抵抗力，容易感染疾病，縮短生命進程。另外長時間的高強度

---

27 Erickson, Kirk I et al.「Exercise Training Increases Size of Hippocampus and Improves Memory.」Proceedings of the national academy of sciences, vol. 108, no. 7, 2011, pp. 3017-22.

運動會導致體內皮質醇升高，促進分解代謝反應，並阻礙肌肉和組織的修復。

除了大家熟知的每天要走一萬步、瑜伽和皮拉提斯等常見運動，本書推薦了幾種比較系統的運動或拉伸方式供大家參考，大家可根據自己的身體狀態和運動習慣進行選擇。

方法 1　MAF 訓練法（Maximum Aerobic Function）

MAF 訓練法就是最大有氧能力耐力訓練法，是由運動生理學家 Dr. Phil Maffetone 提出的一種以提高有氧耐力、促進健康和預防運動損傷為目標的訓練方法。最開始是為長跑運動員、鐵人三項選手和其他耐力運動員設計的訓練方案，目的是在不增加運動傷害風險的前提下，幫助運動員提高有氧能力和整體健康。但 MAF 訓練法適合任何想要使用心率監測器以安全、科學和可持續的方式實現最佳健康和健身的人，如步行愛好者、跑步愛好者還有腳踏車愛好者等。MAF 訓練法的核心在於通過低強度有氧運動，加強脂肪代謝和提高身體在低心率區間的運動能力，以增強整體耐力和表現。

MAF訓練的核心有以下幾個：

1. **計算最大有氧心率**

訓練的關鍵在於找到最大有氧心率，即通過以下公式確定的目標心率範圍：

> 最大有氧心率 MAF（bpm）= 180 －年齡

比如一個 30 歲的人，其最大有氧心率應為 180－30＝150 bpm（心跳每分鐘），應該在這個心率範圍內進行運動，確保訓練時維持在有氧狀態。

Dr. Phil Maffetone 認為，在這個心率區間內，身體主要使用脂肪作為能量來源，這對於提高耐力和運動效率至關重要。每次訓練時，需要使用心率監測設備，確保心率保持在最大有氧心率以下。最理想的訓練心率是在最大有氧心率的 90%～100% 之間。

但上述公式還存在一個調整因子，根據健康狀態和訓練背景，公式中的心率還可以進行一些調整。

如果訓練者最近有重大健康問題、受傷或正在恢復。計算公式應該改為最大有氧心率（bpm）＝180－年齡－10。

如果訓練者長期訓練，但經常感到疲憊或身體功能沒有顯著改善，或正在服用藥物，計算公式為最大有氧

心率（bpm）＝180－年齡－5。

如果訓練者堅持訓練兩年以上，沒有遇到上述任何問題，則不用調整。

如果訓練者已經訓練超過兩年，進展穩定並且無受傷或健康問題。計算公式應該改為最大有氧心率（bpm）＝ 180－年齡＋5。比如一個30歲的健康人，可以使用基本公式計算得出 150 bpm；但如果他在過去 1 年中常感疲勞，可能需要將心率設定為 145 bpm。

2. **低強度訓練**

MAF 訓練強調的是低強度、長時間的有氧運動，如慢跑、騎車、游泳等，無論進行哪種運動或採取什麼動作，都要注意運動過程中的心率保持在最大有氧心率的 90%～100% 之間。任何超過 MAF 心率的訓練都會增加肝糖的消耗，減少脂肪代謝，不利於長期耐力的提升。與高強度間歇訓練（HIIT）不同，MAF 訓練不鼓勵過高的心率，而是維持在目標有氧心率範圍內，專注於發展有氧基礎。

建議每周至少進行 3～5 次的有氧訓練，每次持續 30～60 分鐘。但如果目標是提高耐力和脂肪代謝，長時間低強度運動尤為重要。你可以通過慢跑、快走或低速騎行進行長時間的訓練，如 60～120 分鐘，每周進行 1～2 次即可。

3. 進行 MAF 測試

建議每隔 4～6 周進行一次 MAF 測試。在標準化的跑步或騎行路線中，以最大有氧心率跑步一段固定距離。記錄時間，觀察是否在相同心率下能跑得更快，速度的提升反映有氧耐力的進步，同時減少了對肝糖的依賴。

在 MAF 訓練法中，測試通常使用 8km 的距離。但如果你是初學者，覺得 8km 太長，可以選擇 4km 或 5km 進行測試，測試原理相同。注意，進行測試的前提是已經完成了充分的熱身，測試本身不包含熱身和降溫的時間。

舉個例子，假設測試的結果如下：
第 1 個 1km：用時 7 分鐘。
第 2 個 1km：用時 7 分 10 秒。
第 3 個 1km：用時 7 分 25 秒。
第 4 個 1km：用時 8 分鐘。
第 5 個 1km：用時 8 分 10 秒。
第 6 個 1km：用時 8 分 20 秒。
第 7 個 1km：用時 8 分 45 秒。
第 8 個 1km：用時 9 分鐘。

測試時除了觀察速度變化，也觀察測試中你的心率是否穩定，尤其是在後半段。如果心率保持穩定且沒有

明顯上升，說明你的心肺系統在長時間運動中能夠維持較高的效率，反映出耐力的提升。另外注意每次測試後的主觀感受，是否感到疲勞或恢復較慢。隨著訓練進展，通常你會感覺到疲勞感減少、恢復更快，這也是進步的標誌。

方法 2　八段錦

八段錦是一種傳統氣功的健身功法，已有上千年歷史。它通過柔和的肢體運動、呼吸調節和意念集中來達到強身健體的效果。八段錦由八個簡單的動作組成，每個動作有特定的健康功效，因此得名「八段錦」，意為「八段美麗的錦緞」，象徵著其對身心的滋養和修復。

八段錦的動作多涉及伸展和放鬆，通過肢體的擴展和拉伸，有效地促進全身的血液循環。氣血循環順暢有助於營養物質的運輸，加速身體修復。另外經常練習八段錦可以改善末梢循環問題，如手腳冰冷，並幫助調節心血管功能，降低高血壓風險。

另外八段錦可被用作康復療法，幫助改善慢性疾病患者的症狀。研究發現，它可以緩解慢性腰痛和頸椎病等慢性疾病的症狀，改善患者的身體功能和疼痛程度。通過促進血液循環和增強肌肉的柔韌性，八段錦對緩解疼痛有明顯效果。

1. **八段錦的 8 個動作**

   雙手托天理三焦：雙手向上托舉，伸展身體，調節內臟功能。

   左右開弓似射雕：左右擺臂拉弓狀，有助於擴胸和肩部活動。

   調理脾胃須單舉：單手上舉，另一手下壓，促進脾胃功能。

   五勞七傷往後瞧：頭部左右轉動，改善頸部和肩部血液循環。

   搖頭擺尾去心火：身體左右擺動，幫助釋放壓力，平衡情緒。

   兩手攀足固腎腰：彎腰前屈，增強腰部和腿部力量，滋養腎氣。

   攢拳怒目增氣力：模擬拳擊動作，增強體力和抗病能力。

   背後七顛百病消：全身放鬆，腳跟輕輕提起再落下，有助於增強身體穩定性和免疫力。

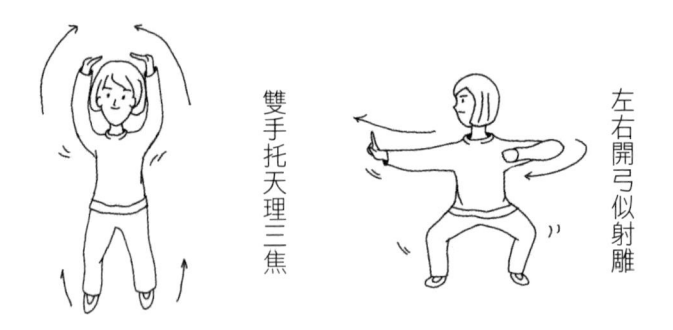

調理脾胃須單舉

五勞七傷往後瞧

搖頭擺尾去心火

兩手攀足固腎腰

攢拳怒目增氣力

背後七顛百病消

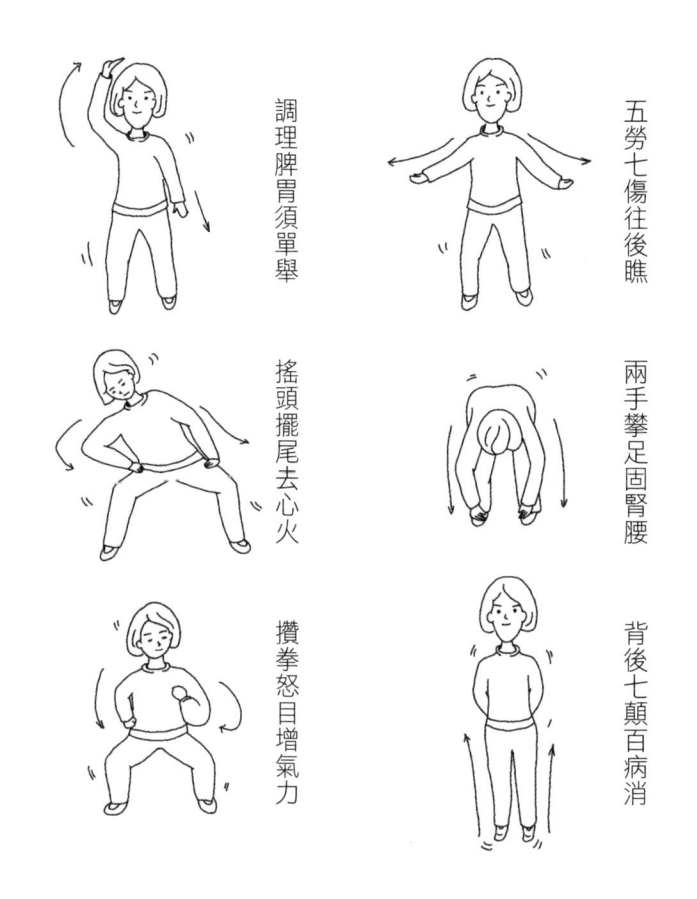

2. 穩住呼吸事半功倍

八段錦的練習注重深而均勻的呼吸，這種呼吸方式能夠增加肺活量，提高呼吸系統的效率，幫助身體更好地吸收氧氣和排出二氧化碳。

在練習八段錦時，呼吸要深長均勻，與動作配合一致，主要通過鼻呼鼻吸的方式，呼氣時放鬆，吸氣時用力，

比如在「雙手托天理三焦」的動作中，雙手向上舉起時吸氣，放下時呼氣。在「兩手攀足固腎腰」時，彎腰前屈時吸氣，起身時呼氣。

通過深呼吸有助於吸收氧氣，排出體內的二氧化碳。通過深長的呼吸調節身體的副交感神經系統，有助於緩解壓力，穩定情緒。壓力的減少對內分泌系統有積極作用，可以延緩衰老、保持身體的平衡狀態。長期練習能提高免疫功能，減少慢性疾病的發生風險，如糖尿病和心臟病等。

3. **循序漸進，避免過度扭轉**

八段錦可以每天練習，特別是早晨和傍晚時分，這時空氣新鮮，有助於吸收足夠的氧氣。但是初學者可以每周練習 3～4 次，隨著熟練程度的提高逐漸增加到每天一次。

每次練習時間為 15～30 分鐘，可以根據身體狀況調整。如果時間充裕，可以在每個動作間加入深呼吸或冥想，以提高效果。但是對於初學者，可以從每個動作做 3～5 遍開始，然後逐漸增加到每個動作做 6～8 遍，不可急躁且不必一開始就做到動作幅度很大，根據自己的身體狀況量力而行，避免造成肌肉拉傷。

網路上有大量的八段錦練習影片以及標準動作演示教學，倘若你對此感興趣，不妨尋找一段適合自己的影

片跟隨練習。

方法 3　5/3/1 訓練法

5/3/1 訓練法是由力量訓練專家 Jim Wendler 設計的力量訓練計畫。Jim Wendler 是一名力量教練，也是前亞利桑那大學足球運動員和健力運動員。根據 Open Powerlifting 的數據，他的健力成績包括 1,000 磅深蹲、675 磅臥推和 700 磅硬拉。他於 2008 年創立的 5/3/1 訓練法，通過這種訓練法可逐漸增加力量和肌肉，尤其是針對四大核心（深蹲、臥推、硬拉和肩推）。這個方法簡單且高度可定制，適合各個經驗水準的訓練者。5/3/1 訓練法的核心在於通過不同的訓練周期，逐漸提高訓練重量，同時避免訓練過度和受傷。

1. 為期 4 周，強化肌肉品質

5/3/1 訓練法通過每月一個周期，每個周期包括四個周次的訓練。每周的訓練側重於一個主要的複合動作：深蹲、臥推、硬拉和肩推。

每個訓練周期根據最大重量（1RM，單次重複的最大重量）的百分比來安排訓練量。訓練以增加基礎力量為目標，按照一個遞進的強度方案進行。第一周重複 5 次，第二周重複 3 次，第三周 5/3/1 次重複，第四周減

量，5/3/1訓練的名稱也由此而來。

如一個人做1次深蹲能承受的最大重量為100kg，則其1RM為100kg，65% 1RM為65kg，75% 1RM為75kg，85% 1RM為85kg。每個人的1RM是個體化的，受身體素質、訓練經驗、肌肉力量、體重、身體比例、性別影響，因此在開展力量訓練計畫時，需要先測量自己的1RM值，再進行訓練重量的調整。

第1周：5次重複

使用65% 1RM的重量，做5次。

使用75% 1RM的重量，做5次。

使用85% 1RM的重量，做5次或更多。

訓練的動作包含深蹲、臥推、硬拉和肩推。每個動作在一周內各安排一次訓練。通常的做法是每周訓練四天，每次專注於一個主要動作，例如周一練習肩推，周二練習深蹲，周四臥推，周五硬拉。未來幾周可以都按照這個頻率開展訓練，但訓練強度需要5/3/1訓練周期開展。

第2周：3次重複

使用70% 1RM的重量，做3次。

使用80% 1RM的重量，做3次。

使用90% 1RM的重量，做3次或更多。

第 3 周：5/3/1 重複

使用 75% 1RM 的重量，做 5 次。

使用 85% 1RM 的重量，做 3 次。

使用 95% 1RM 的重量，做 1 次或更多。

第 4 周：減量周

使用 40% 1RM 的重量，做 5 次。

使用 50% 1RM 的重量，做 5 次。

使用 60% 1RM 的重量，做 5 次。

減量周是為了幫助身體恢復且防止過度訓練導致肌肉拉傷。

2. 正確姿勢是你的護身符

深蹲（Squat）

站立時，雙腳與肩同寬，腳尖稍微向外。槓鈴放置於上背部的斜方肌位置。下蹲時，保持胸部挺起、背部緊張，下蹲到大腿平行於地面或稍低的位置，然後起身。全程保持核心收緊，膝蓋應與腳尖方向一致，不要內扣。

臥推（Bench Press）

平躺在臥推凳上，腳放在地上並踩實，背部稍微拱起，雙手握住槓鈴，寬度比肩稍寬。下放槓鈴至胸部中部位置，然後用力推回到起始位置。全程保持肩胛

骨收緊，確保槓鈴在下放時與胸部接觸的位置正確。

硬拉（Deadlift）

站立時雙腳與髖同寬，槓鈴放置在腳前。彎腰屈膝，下拉槓鈴，雙手握住。保持背部平直，抬頭挺胸，用腿和臀部的力量起身。訓練時避免駝背，用力時應主要從腿部和臀部發力，確保肩膀在起始階段高於髖部。

肩推（Overhead Press）

雙腳站立與肩同寬，槓鈴握於肩前位置。用肩部和上背部的力量將槓鈴推至頭頂，保持手肘稍微彎曲，然後緩慢下放至肩前。練習的全程保持核心收緊，避免過度後仰或腰部拱起。

方法 4　Tabata 運動法

如果你工作非常繁忙，或者可用於運動的時間很少，不妨試一下 Tabata 運動法。這種方法起源於日本，由日本東京體訓大學的教授田畑泉（Izumi Tabata）博士提出並驗證，以 20 秒全力運動加 10 秒休息為一組，重複 8 組，總共持續 4 分鐘。

Tabata 運動法最初是為了提升速度滑冰運動員的體能，所以原始的 Tabata 研究主要集中在通過使用速度滑冰

專用訓練器械進行高強度間歇訓練。然而，隨著 Tabata 訓練法的普及和應用範圍的擴大，健身教練和愛好者們根據不同的需求和目標，開發並採用了各種適合不同體能和訓練目的的動作組合。

1. **選擇 4 個動作開展練習**

    在開始 Tabata 訓練之前，進行 5 ～ 10 分鐘的熱身活動，如快走、慢跑、跳繩或靜態伸展等，以減少肌肉僵硬和受傷風險。熱身完成後選擇 4 ～ 8 個不同的動作，每個動作訓練 20 秒，然後休息 10 秒。這些動作可以是高強度有氧運動，如跳躍、深蹲、波比跳和衝刺跑等，也可以是力量訓練動作，如俯臥撐、蹲舉和仰臥起坐等，運動期間需要以最大努力完成每個動作。以 20 秒 + 10 秒為一輪，總共進行 8 輪，總時間為 4 分鐘。

2. **可供選擇的 8 個經典動作**

    波比運動

    從站立姿勢開始，而後背部挺直，上體前屈，手撐地。跳起雙腿向後伸直雙手觸地後迅速轉換為俯臥撐姿勢，完成一次俯臥撐後，雙腳跳回深蹲位置，而後回到站立位。如果想增加負荷，則可以恢復站立位後再快速起身跳躍，同時注意呼吸配合。

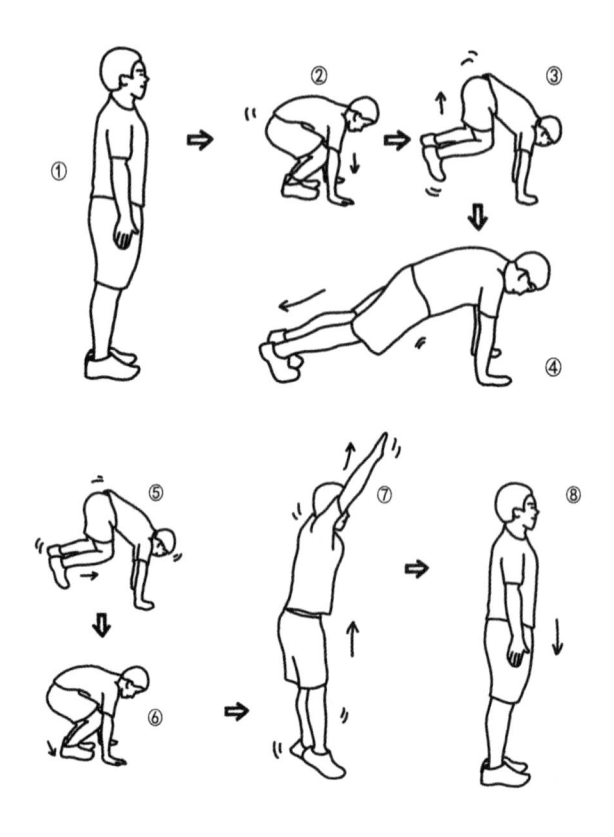

登山式

本姿勢適合所有人練習，運動時需要注意節奏儘量快速地做動作。首先成俯臥撐姿勢，快速交替提起雙腿，先向前邁出右腿，彎曲膝蓋並儘量靠近胸部。在右腿彎曲的同時，左腿向後伸直，然後迅速交換雙腿的位置，左腿彎曲靠近胸部，右腿向後伸直。保持核

心肌群收緊，避免腰部下垂或拱起，用臀部的力量帶動雙腿交替運動。

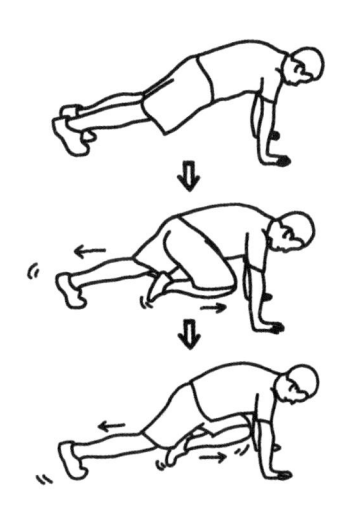

原地跳躍和上肢上舉

左腳站立，右腿屈膝抬起，左腳跳躍 2 次，第一次跳躍時手部向下，第二次雙手向上舉起，也可在頭頂部擊掌；右側重複該動作。連續練習 20 秒。

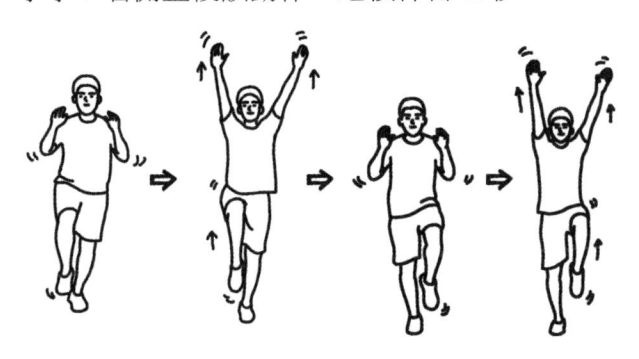

手觸地和馬跳步

雙腳分開,與肩同寬,屈膝但保持背部挺直,雙手放於胸前,呈持籃球狀,碎步右移三步後,左手觸地一次,再進行反方向移動和觸地。

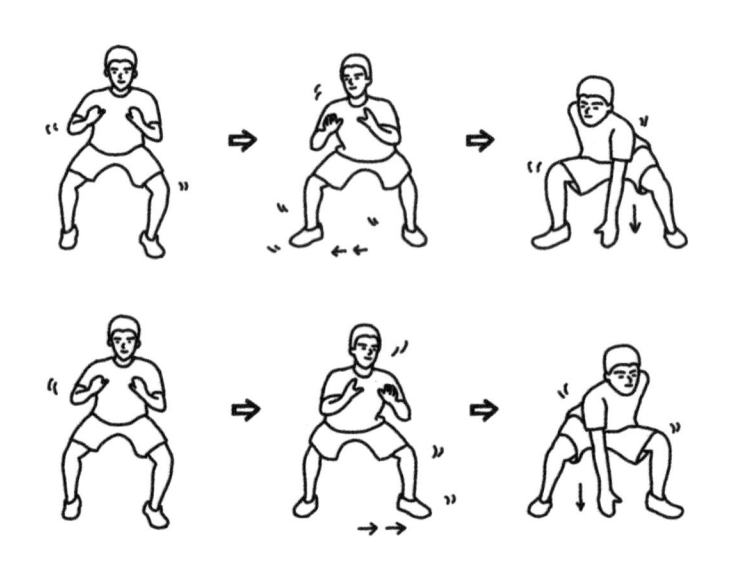

前後左右開合跳

從兩腳併攏、兩膝微屈、兩手置於腰間的預備姿勢開始,兩腳前後、左右跳起成「馬步」或「弓步」,兩腳間距稍大於肩寬。馬步跳躍時雙手可置於腰間或在頭頂擊掌,前後弓步跳躍時雙手輕握拳置於胸前。

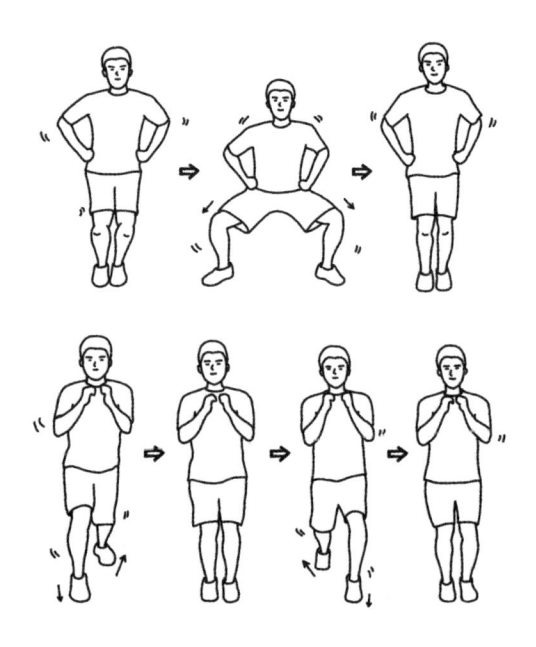

彎腰屈膝前後移動

保持彎腰屈膝姿勢,向前方快速移動5〜6公尺。移動到位後接向上跳躍動作。如果接跳躍動作有難度,則可省略跳躍動作,而做手觸地動作。跳躍動作(或手觸地動作)結束後,身體面向前方,保持彎腰屈膝姿勢,向後方快速移動5〜6公尺。

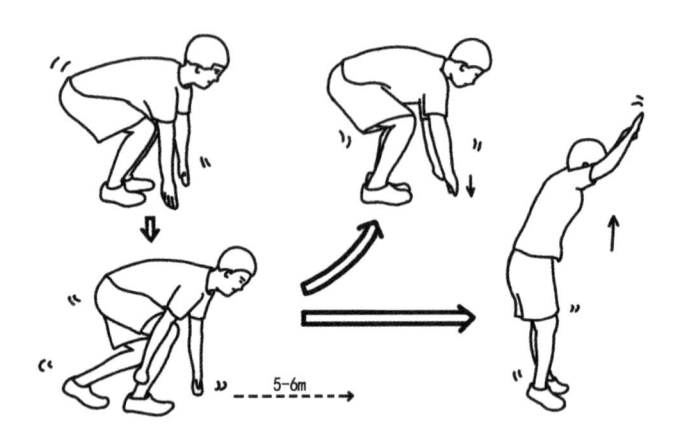

左右跳躍→原地高抬腿

兩腳開立，與肩同寬，右、左，右、左，交替跳4次。騰空的腳向後踢起，輕快地做動作。第4次跳完後，兩腳併攏並原地做高抬腿跑動作。大腿抬高，左右各做4次。

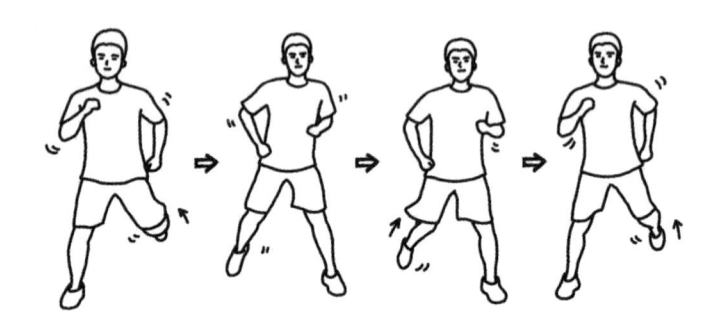

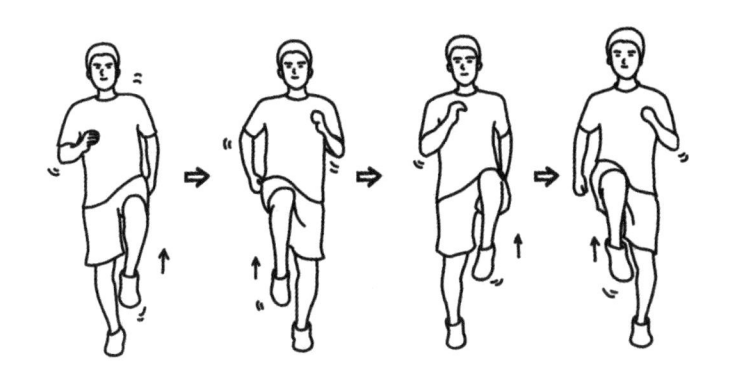

後仰上踢腿

　　兩手觸地，指尖朝前，兩手間距略比肩寬，臀部抬起，左腳著地，右腿伸直，向上抬起。左腳蹬地，臀部抬起，騰空時左右腳交替。右腳著地，左腿伸直，向上抬起。兩腿交替練習。

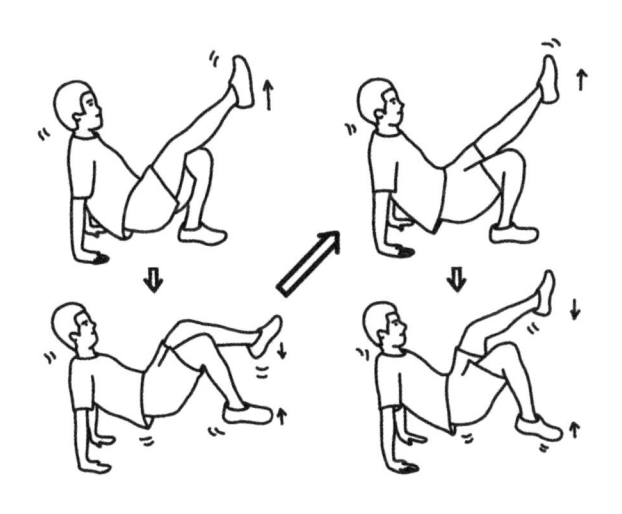

3. 一周2次，最少練習6周

Tabata 訓練通過提升有氧耐力和無氧耐力進一步提升體能。想要減脂的讀者可以通過採用 Tabata 訓練法，並結合力量訓練和有氧訓練，不僅有助於間接減脂，而且能達到最佳的減脂效果。在進行 Tabata 訓練時，應選擇簡單且以大肌群（尤其是下肢肌群）為主的動作，並且在訓練前後分別進行準備（熱身）活動和整理運動，以確保訓練效果和安全，並且一周2次，最少練習6周。

方法5　拉伸練習

前文介紹了很多運動方法，但運動後的拉伸也非常重要。我們的肌肉不僅需要力量，也需要柔韌性，才能維持身體的靈活和健康。另外由於日常工作繁忙，久坐、久站，從清晨的通勤到深夜的加班，肌肉酸痛和關節僵硬似乎成了稀鬆平常的事情，尤其肩頸、腰椎承受著重大壓力。隨著年齡的增長或長時間保持固定姿勢，肌肉會逐漸失去原有的彈性，變得緊繃和縮短，這不僅限制了活動範圍，還增加了受傷的風險。因此，定期進行拉伸練習，可以幫助放鬆肌肉，恢復肌肉的長度和柔韌性，促進血液循環，提高身體的恢復能力。

考慮篇幅問題，本書會針對兩個常見身體部位出現疼

痛時的拉伸方法進行介紹,如果需要針對不同肌肉、部位進行拉伸,可以詳細閱讀《精準拉伸:疼痛消除和損傷預防的針對性練習》。

1. 頸部疼痛

其實頸部疼痛往往源於我們日常的一些不良習慣:不正確的睡姿、長時間坐在通風處、承受壓力以及重複性的工作導致的肌肉僵硬等。值得注意的是,脊柱所承受的實際重量並非引發背痛或頸部疼痛的主要原因。更為關鍵的是脊柱的姿勢及其保持該姿勢的時長。以當前普遍存在的「低頭族」為例,他們因長時間低頭使用手機,頸部疼痛便成為常見問題。

疼痛一般可以分為兩類。第一類是急性的,如頭部無法扭轉或向兩側傾斜,但頭部向其他方向的活動不會產生疼痛,早晨一醒來常常出現這類疼痛。第二類是慢性的,疼痛發展過程緩慢,脖子的活動範圍逐漸減少,出現頸部疼痛。我們可以通過以下方式進行緩解,建議每天多次拉伸,每個動作可拉伸 5～10 秒,每個動作重複 2～3 次。

針對第一類疼痛,只朝著不會產生疼痛的方向拉伸。針對第二類疼痛,兩個方向都要拉伸,但更多的時間應放在拉伸活動受限一側。拉伸時儘量扭轉頭部,向

兩側傾斜頭部，前後活動，頭如果感覺疼痛就停止動作。不要使用頸托，也不要冰敷頸部，但可以熱敷或睡由穀物製成的枕頭效果，一般都不錯。

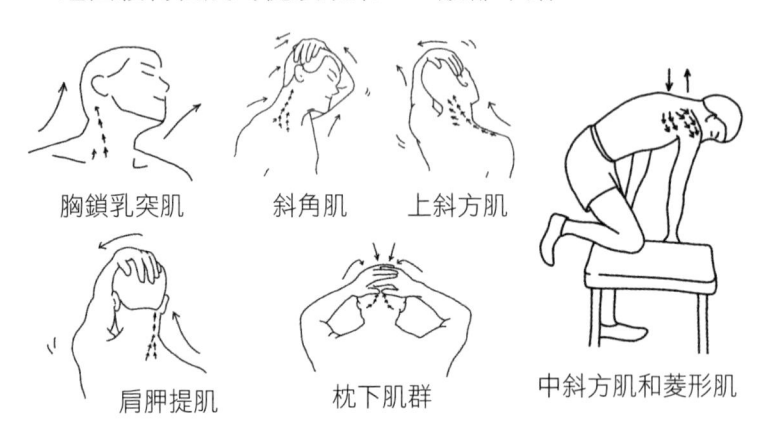

胸鎖乳突肌　　斜角肌　　上斜方肌

肩胛提肌　　枕下肌群　　中斜方肌和菱形肌

2. 腰部疼痛

大多數人在某一時刻都會經歷腰背部疼痛。除了給腰痛患者帶來極大的痛苦和顯著限制了其自由活動，這種小病症還會引發誤工現象、病假申請，給自己造成一定的心理負擔。

造成腰背部疼痛的原因眾多，其中最主要的就是坐著的頻率過高、時間過長，加上很多人坐姿不正確，喜歡翹二郎腿，會導致年復一年地壓迫椎間盤、拉傷韌帶。久坐還會造成髖部屈肌和腰部肌肉緊繃和縮短，從而造成腰背部深層的肌肉疲勞。可以通過拉伸以下肌肉緩解腰部疼痛。

臀中肌和臀小肌　　　梨狀肌　　　　股後肌群

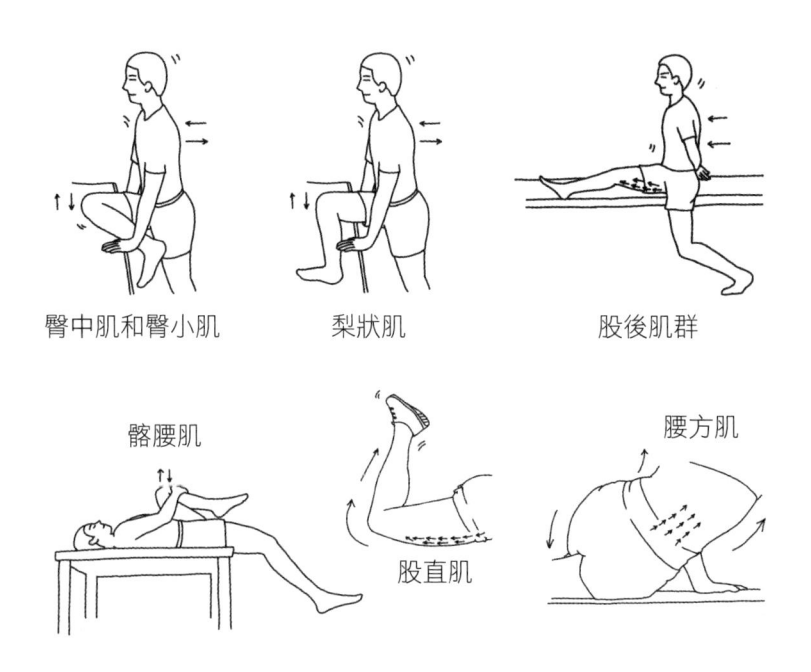

髂腰肌　　　　　　　　　　　　　腰方肌

股直肌

方法 6　超慢跑（Slow Jogging）

　　超慢跑是一種強調輕鬆、低強度的跑步方式，由日本運動生理學家田中宏曉博士（Dr. Hiroaki Tanaka）推廣。它的特點是在非常低的速度下跑步，目的是讓身體處於輕鬆的狀態，同時實現燃燒脂肪和提升有氧耐力的效果。與傳統的跑步不同，超慢跑通過減低速度和降低身體負擔，使跑步變得更加可持續，減少運動過程中受傷的風險。研究表明，低強度超慢跑有助於提高心血管健康，尤其對那些未習慣高強度運動的人群。慢跑能改善心臟功能，降低血

壓，減少心血管疾病的風險。美國心臟協會的研究表明，慢跑等中等強度的有氧運動可以降低心臟病和中風的風險。

超慢跑的幾個關鍵點

1. **跑步速度極慢**：超慢跑的速度通常介於6～8公里／小時，這意味著跑步速度接近或略快於快步走，或保持180步／分鐘。最理想的狀態是能夠輕鬆地與他人交談或者保持微笑，因此也被稱為「微笑跑」。
2. **步幅較短**：步幅比傳統跑步要小，每步落地時腳的前腳掌輕輕觸地，不用過分用力，減小對膝蓋的衝擊。這樣不僅能夠節省能量，還能減少長時間跑步對下肢的壓力。
3. **姿勢要自然**：身體保持直立，雙手自然擺動，避免過度前傾或後仰。跑步時應保持輕鬆的狀態，避免全身緊張。前腳掌先著地而後是腳跟，膝蓋微微彎曲。
4. **輕鬆呼吸**：呼吸應保持自然，隨著節奏調整。在這種低強度下，通常是鼻子吸氣、嘴巴呼氣，並能輕鬆對話。

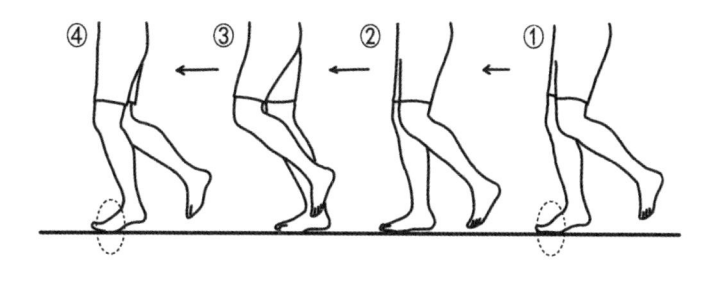

運動頻率與時間

　　初學者可以從每天 15 ～ 30 分鐘的超慢跑開始,逐漸適應這種方式。隨著身體適應後,可以逐步增加時間到 45 ～ 60 分鐘。不管是在戶外還是在室內原地,超慢跑都可以輕鬆進行。超慢跑因為強度較低,身體不會感到過於疲勞,因此可以長時間持續。

　　長時間的低強度運動有助於燃燒脂肪並提升有氧耐力。每周建議進行 3 ～ 5 次超慢跑。對於目標是減肥或提高耐力的人來說,增加頻率到每周 5 ～ 6 次也是可以的。值得注意的是每周應至少保證有一天的休息時間,允許身體有足夠的恢復時間。在達到一定水準後,可以每周安排一到兩次長時間慢跑,例如每次持續 60 ～ 90 分鐘,以增強耐力和提高脂肪代謝的效率。

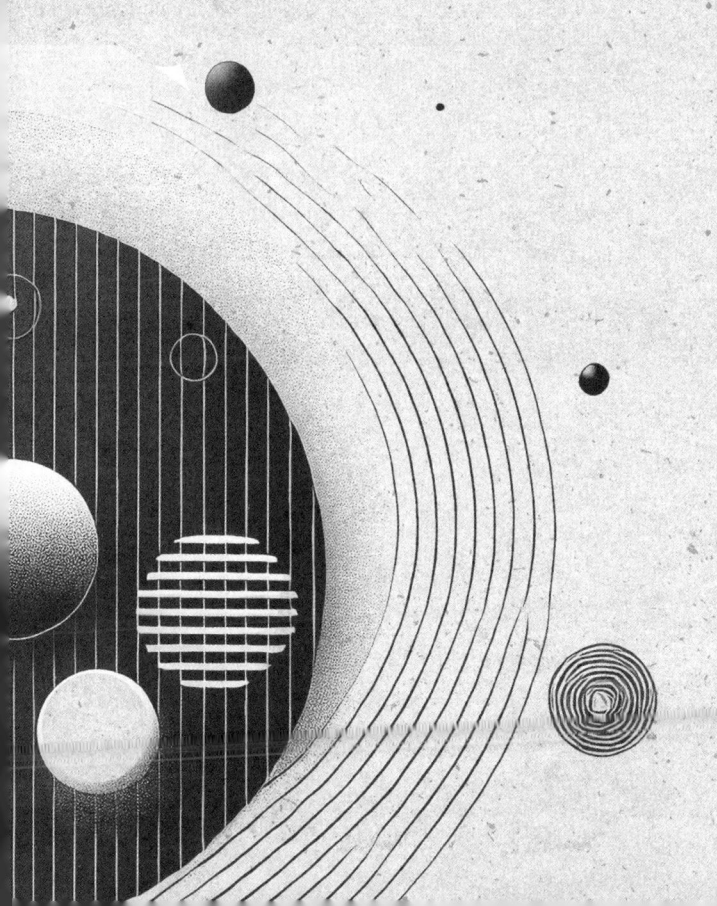

第四章
睡眠抗衰

所有人都需要睡眠，像呼吸和飲食一樣必不可少。如果按照每天睡眠 8 小時計算，那麼人在一生中有三分之一的時間是處於睡眠狀態。睡眠也是幫助人體和大腦恢復活力的方式，如果前一天失眠或者因為某些原因睡眠時間縮短、睡眠品質下降，第二天就會出現渾身乏力、注意力不集中和脾氣暴躁、情緒沮喪的問題，所以睡個好覺對保持人體健康極為重要，睡不好或睡眠不足都會加劇衰老。

　　人體的自主神經系統包括交感神經系統和副交感神經系統。交感神經系統，也稱為「戰鬥或逃跑」系統，就像人體的油門。啟動該系統會提高壓力激素、心率、血壓和肌肉緊張度。然而，副交感神經系統，即「休息和消化」系統，會將身體的運作速度放慢到基準線。壓力荷爾蒙、心率、血壓和肌肉緊張都會得到緩解。所以眾多對抗失眠或焦慮的方法都希望啟動副交感神經。

01　宙斯都束手無策——睡神修普諾斯

　　在古希臘流傳著一則關於睡神修普諾斯與宙斯之間的精彩故事。特洛伊戰爭期間，天后赫拉為了幫助希臘人取得勝利，決定暗中出手。如果要想讓希臘人在戰場上佔據上風，必須讓萬神之王宙斯暫時離開戰事。於是，赫拉找到了掌管睡眠的睡神修普諾斯。

修普諾斯擁有讓任何人、神陷入沉睡的強大催眠術，他的力量連宙斯也無法抵擋。赫拉向修普諾斯提出了一個誘人的條件：如果他願意幫助希臘人催眠宙斯，那麼她將把美麗的海仙女帕西提亞嫁給他為妻。修普諾斯被這個條件所打動，決定接受這個挑戰。

在一個寧靜的夜晚，當宙斯正沉浸在戰事的思考中時，修普諾斯悄然而至。宙斯雖然貴為萬神之王，但在修普諾斯的催眠術面前，卻變得無能為力。他緩緩地閉上了眼睛，陷入了深深的沉睡。趁此機會，希臘人在戰場上取得了關鍵的勝利。然而，當宙斯醒來時，他發現自己竟然錯過了如此重要的時刻，不禁大發雷霆。可見睡眠是神和凡人都無法抵抗的事情。

在古希臘，修普諾斯雖然與「死亡」相提並論，但卻受到了凡人的喜愛，因為睡眠有助於緩解人生壓力和痛苦，對身體健康、精神狀態和社會生活十分重要。

02 睡眠——守護身心健康

2.1 睡不好，可能會損傷記憶力

睡眠期間大腦會進入不同的睡眠階段，包括淺睡眠、深度睡眠和快速動眼（REM）睡眠。每個階段對大腦的功

能都有獨特的影響。REM 睡眠特別重要，因為在這一階段，大腦的突觸修剪（指大腦通過移除不必要的或功能減弱的突觸連接，來強化神經網路結構和功能的過程）活動加強，有助於鞏固記憶、改善學習能力和增強問題解決的能力。

記憶鞏固是一個使短期記憶轉變為長期記憶的過程，主要發生在睡眠和清醒的休息期間。它是記憶形成的一個重要階段，通過這一過程，大腦中的新資訊從臨時儲存區域（如海馬體）轉移並整合到長期儲存區域（如大腦皮層）。海馬體，作為大腦的記憶核心區域，在鞏固記憶中扮演著至關重要的角色。特別是當海馬體產生尖波漣漪（Sharp-Wave Ripple，簡稱 SWR）時，它會啟動並重放我們清醒時的體驗，這一機制被視為記憶力增強的關鍵所在。然而，如果睡眠不足，這種記憶力的增強過程就會受到干擾，從而導致記憶力下降。在睡眠不足時，海馬體的尖波漣漪被減弱，經過一夜糟糕的睡眠後，即使恢復正常睡眠，也不足以修復這一大腦訊號，這也解釋了為什麼睡眠不好會擾亂記憶形成[28]。

另外，睡眠不足會導致大腦中 β-澱粉樣蛋白的異常積累。β-澱粉樣蛋白是一種與阿茲海默症密切相關的毒

---

28 Giri, Bapun et al.「Sleep Loss Diminishes Hippocampal Reactivation and Replay.」Nature, 2024, pp. 1-8.

性蛋白質。正常情況下，大腦會在睡眠期間通過複雜的過程清除這些代謝廢物。然而，睡眠不足或睡眠品質不佳會影響這一清除過程，使得 β-澱粉樣蛋白在大腦中逐漸積累，從而形成澱粉樣斑塊，破壞神經元的功能[29]。長期缺乏睡眠也會提高神經炎症標誌物的濃度，持續的炎症反應會破壞神經元的健康，損害突觸功能，加速認知退化。

2.2 睡眠是情緒調節的隱形助手

充足的睡眠是情緒穩定的基石，它幫助調節神經遞質，減少情緒波動，讓我們在面對挑戰時更加冷靜和樂觀。睡眠不足則可能導致情緒失控，增加焦慮、易怒等負面情緒，影響日常生活和人際關係。

睡眠不足會顯著降低大腦內血清素（一種負責調節情緒的神經遞質）的濃度。血清素減少不僅與抑鬱症有關，還會導致情緒波動和易怒。去甲腎上腺素同樣在情緒調節中扮演重要角色，其濃度的變化也會因睡眠不足而受到影響，睡眠剝奪時血清中去甲腎上腺素含量明顯升高。

長期睡眠不足會提高體內皮質醇的濃度。持續的高皮質醇濃度會干擾大腦的正常功能，導致情緒不穩定和焦

---

29 Parhizkar, Samira et al.「Sleep Deprivation Exacerbates Microglial Reactivity and Aβ Deposition in a Trem2-Dependent Manner in Mice.」Science translational medicine, vol. 15, no. 693, 2023, p. eade6285.

慮，增加對負面情緒的敏感性。睡眠不足會影響前額葉的功能，導致衝動行為和情緒控制困難。所以充足的睡眠有助於保持大腦的正常功能和激素健康，是情緒穩定的基石。

2.3 睡眠是免疫系統的保護盾

充足的睡眠能增強免疫細胞的功能，提高身體對病毒、細菌的抵抗力，保護我們免受疾病的侵襲。睡眠有助於提升免疫細胞的功能，尤其是 T 細胞、自然殺傷細胞（NK 細胞）和 B 細胞等免疫細胞。在深度睡眠中，身體會分泌更多的細胞因子，這些因子在免疫反應中起關鍵作用。在睡眠期間，身體能更有效地生成抗體，這對於抵禦病毒和細菌感染尤為重要。接種疫苗後的抗體生成過程也與良好的睡眠息息相關。有研究證明睡眠減少和疫苗效果呈現負相關。受試者連續 6 晚睡 4 個小時，隨即接種疫苗，相較於正常睡眠的人群，接種後 10 天體內的抗體低了一半。

睡眠不足會導致免疫系統功能下降，使人更易患上感冒、流感等感染性疾病。短期的睡眠剝奪就可以顯著降低自然殺傷細胞的活性，削弱身體的防禦能力。

03 低品質睡眠 = 無效睡眠

睡眠的時間長，並不意味著睡眠品質高。每天睡 10 個小時的人，可能是原本睡眠品質很差，所以修復疲勞的能力低。睡眠品質直接影響對疲勞的修復力，缺乏優質睡眠，「過勞死」的風險也會增加。有實驗表明，實驗鼠雖然吃了比平常多的餌料，但是連續進行斷眠實驗，最終在 10 ～ 20 天內死亡，有研究者認為其主要原因是此實驗剝奪了小鼠從疲勞中恢復過來的機會，疲勞狀態持續積累而導致了死亡。以下是低品質睡眠的幾個訊號：

3.1 打鼾

睡覺時打鼾，常被誤認為睡得好，處於深睡眠狀態。但事實並非如此，打鼾本身可能是某些睡眠障礙或健康問題的表現，同時也可能對睡眠品質產生直接影響。打鼾時人處於氣道狹窄的狀態，空氣通道變窄進而摩擦產生了聲音。在氣道狹窄的狀態下，為了讓肺部吸收足夠多的空氣，需要比平常更多的能量。

另外打鼾者在打鼾過程中會出現呼吸暫停現象。這種情況會嚴重干擾睡眠結構，導致深睡眠和 REM（快速動眼）期睡眠減少，從而影響睡眠品質。打鼾可能導致睡眠片段化，即睡眠過程中頻繁醒來和再次入睡。這種不連續

的睡眠模式會顯著降低睡眠品質，使人第二天感到疲倦和注意力不集中。

3.2 沒有幹勁，情緒易消沉

容易疲勞時可能會變得感情用事，情緒異常。有研究者提出持續 5 天睡眠不足就會加劇不安和抑鬱。另外，一般認為睡眠不足時腦部的杏仁體（控制情感活動）就會反應過度，人對一切的反應都會較平時更加敏感。其中，孩子更容易受到影響，而且孩子不容易控制情感，所以睡眠不足對孩子的影響更大。所以「情緒低落」、「缺乏幹勁」時，需要考慮睡眠品質低下的因素。

3.3 注意力不集中，失誤多

睡眠不足持續發展時就會引起注意力下降，工作失誤多，即使是日常簡單的工作也會受到睡眠不足的影響。持續超過 10 天每天睡 6 小時，認知功能下降程度和通宵不睡時類似，工作狀態與大量飲酒後的狀態類似。

3.4 經常打瞌睡

容易打瞌睡也是睡眠品質低的訊號，因為白天打瞌睡可能是因為夜間睡不夠或者睡眠品質差引起的，而且白天頻繁打瞌睡會導致夜晚睡不著，如此形成惡性循環。另外

頻繁打瞌睡有可能是患了「發作性睡眠症」，一種由控制覺醒的激素食慾肽缺乏引起的疾病。這種疾病儘管夜晚睡得很充足，白天也會睏到難以忍受，反覆打盹，即使是考試、駕車時也會睡著。

3.5 早上起床時仍感到疲憊

睡眠如同飲食，在飽餐一頓後不會感到饑餓，如果睡眠良好，第二天就會精神煥發。如果持續睡醒後仍感到疲憊，可能是因為入睡階段過長，入睡階段是睡眠最淺的階段，如果整晚都處於入睡階段，第二天就會感到疲憊。如患有慢性疼痛的人通常入睡時間很長，晚上常常睡不安穩。

04 令人頭痛的失眠

睡眠正常的人，很難理解失眠者的痛苦。失眠可以根據失眠的症狀分為入睡困難型、睡眠不實型、睡眠表淺型、早醒型和睡眠不足型。入睡困難型表現為躺在床上後需要較長時間（通常超過30分鐘）才能進入睡眠狀態。睡眠不實型則是夜間頻繁醒來，且每次醒來的時間較長才能重新入睡。睡眠表淺型指睡眠很淺，易受環境干擾，稍有聲音或燈光變化都會醒來。早醒型是患者比平常提前醒

來，且難以再次入睡。睡眠不足型則是實際睡眠時間少於身體所需。這五種失眠類型都會導致白天疲勞、注意力不集中等問題，嚴重影響生活品質。

長期失眠的人在經歷了數月或者數年低品質睡眠後，對睡眠就會保持高度警惕，一到睡覺時就會變得很清醒。上床準備睡覺時往往忐忑不安，一直猜想今天能睡幾個小時，失眠到底會多嚴重，或者陷入內耗狀態，不斷沉湎於過去，感到後悔和不安，或者對未來還未發生的事情感到焦慮。

其實大多數睡眠問題都是可以改善的，對於短暫失眠，改變引發失眠的因素即可，如當天攝入過多咖啡因、對特定的事情感到緊張、突然出差換環境等，一旦這些問題解決，失眠就消失了。但對於慢性失眠，它通常是一種習得性行為，也可以通過一些方法進行改善。除了睡前 6～8 小時不要攝入咖啡因、睡前 2 小時不要吃任何東西、睡前避免劇烈運動之外，還有一些方法可以改善睡眠。

方法 1　生物鐘管理

生物鐘，也稱為晝夜節律，是指生命活動以 24 小時左右為周期的變動。這種節律受到地球晝夜交替的影響，特別是光線，並與生物的內部時鐘（生物鐘）協同作用。生物鐘存在於所有類型的生物體中，包括發光菌的發光、

植物的光合作用、動物的攝食、睡眠和覺醒等。

生物鐘調控著人體的睡眠—覺醒周期。當生物鐘正常時，人體能夠在適當的時間入睡和醒來，從而確保充足的睡眠時間和良好的睡眠品質。然而，當生物鐘紊亂時，這種平衡就會被打破，導致睡眠障礙的出現，所以維持良好的生物鐘至關重要。接下來介紹幾種利用光線和節律改善睡眠的小習慣。

1. 睡眠時確保黑暗環境

黑暗環境會向身體釋放訊號，說明要進入休息狀態了。視交叉上核是下丘腦中的一個重要結構，它被認為是人體內的「主生物鐘」。這個生物鐘會接收外界的光照訊號，通過神經和內分泌系統，調節身體的各種生理活動，如睡眠、飲食、體溫、激素分泌等。

具體來說，視交叉上核會根據光線的變化來調節褪黑激素的分泌，從而影響我們的睡眠和清醒狀態。當天黑時，光線變弱，視交叉上核接收到這個訊號後，會促使松果體分泌褪黑激素，使我們產生睏倦感並進入睡眠狀態。

光線除了影響褪黑激素，也會影響微生物群的組成和活性，它們也有自己的作息時間，夜間的光照會對腸

道微生物菌群產生負面影響[30]。但當今社會越來越多的電子設備都會在夜間發出亮光,比如空調顯示器、液晶電視、延長線等都會發出亮光,另外窗外的霓虹、夜間常亮的路燈都可能造成光污染,即使我們閉上眼睛,光線依然可以穿透眼瞼進而影響睡眠。

為了保障睡眠環境,可以佩戴眼罩,有人建議使用透氣性更好的真絲眼罩,不僅可以使人立刻處於黑暗環境,眼周也可以自由呼吸。另外關閉夜間常亮的微弱光源、選擇遮光性更好的窗簾對睡眠均有幫助。

2. 固定起床時間

一般而言,人發睏的時間基本是由起床時間決定的。比如,比前一天起床遲1小時,發睏的時間也會推遲1小時,即使保持與平時相同的時間上床,入眠的時間也會因此而不同。以節假日為例,不知不覺睡到中午之後,或者睡了一個時間很長的午覺之後,到了晚上就很難入睡,如果工作日和周末起床時間相差過大,恢復原本節律要花的時間就更多。所以如果每天都能保持在同樣或相近的時間起床,就能常常在正常狀態下活動,入睡時間也能因此固定。

---

30 Malik, Indu et al. 「Light at Night Affects Gut Microbial Community and Negatively Impacts Host Physiology in Diurnal Animals: Evidence from Captive Zebra Finches.」 Microbiological Research, vol. 241, 2020, p. 126597.

3. 沐浴晨光

　　光對身體而言是告知身體早晨來臨的「鬧鐘」，如果利用光來喚醒身體，讓身體沐浴在光裡，就會進入覺醒狀態。相較於突然發出很大聲音的鬧鐘，光線減輕了自主神經的負擔，不會產生被鬧鐘吵醒後頭暈、噁心和想吐的現象。

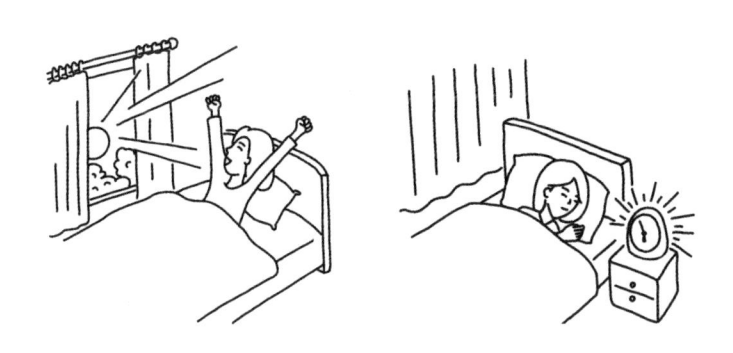

　　所以可以事先把窗簾拉開一點，方便晨光能從縫隙裡透出來。但是對睡眠時光線較為敏感者，拉開窗簾可能會影響睡眠品質，所以可以考慮使用光喚醒鬧鐘，睡前先設定好起床時刻，到時間後鬧鐘就會發出由弱變強的光線，進而人就會在設定的時間下自然而然地醒來。

　　除了利用光線喚醒身體，起床後充分沐浴在陽光之下，不僅有助於消散睡意，也有助於夜間入睡。比如在早上在窗邊刷牙，既能確認當天的天氣，也能感受到自然光。

第四章・睡眠抗衰

4. **正確午睡**

   午睡可以消除睏意，並且提高下午的工作效率，但是午睡時間過長會影響晚上的睡眠。所以午睡應控制在 20 分鐘以內，超過 20 分鐘，醒來後不僅睏意會長時間殘留不去，也會引起夜間睡不著。因為睡眠時間超過 20 分鐘就會進入深睡眠，在深睡眠中醒來就會產生強烈的睏意，降低工作效率、長時間低迷不振。另外午睡時間應控制在下午 3 點之前，對晚上的睡眠影響更小。

5. **晚飯後使用晚霞色的燈光**

   傍晚以後如果還處於燈光明亮的環境下，生物鐘就會誤以為還是白天，褪黑激素分泌不足，所以睏意遲遲。所以通過稍微調低照明設備的亮度、改換為間接照明等方法，可以讓褪黑激素分泌更加順利，帶來更好的睡眠。將燈光換為晚霞色，對助眠有效[31]。實驗證明，晚霞色的燈光下，讓自主神經更傾向於處於副交感神經佔據支配地位的狀態，進而入睡更加順暢。

方法 2　睡眠衛生管理

睡眠衛生是指一系列促進健康睡眠的習慣和環境因素，它對於維持良好的身心健康至關重要。通過保持規律

---

31 梶本修身，高效睡眠：快速修復身體疲勞術，2023。

的作息時間、創造舒適的睡眠環境、限制睡前活動、放鬆身心以及避免在床上進行與睡眠無關的活動，可以改善睡眠品質，減少失眠症狀。以下介紹幾點簡單易行的改善睡眠環境的方式。

1. 床只能用來睡覺

如果在床上進行其他活動，如看電視、看手機或者看書等，身體就會習慣在床上保持清醒。對於慢性失眠者，在床上醒著的時間可能比睡覺的時間長，所以無法把床和睡眠聯繫在一起，床用於睡眠以外的活動越多，床與睡眠的聯繫就越弱。所以如果晚上醒來之後難以再次入睡的話，請謹記以下幾點：

- 不要看時間：只需要告訴自己現在就是晚上即可，否則會不自覺地計算還能睡多久，增加焦慮。
- 平靜地躺著，專注於呼吸：安慰自己總會睡著的，專注於自己的呼吸，可以嘗試如腹式呼吸，吸氣時胸部保持不變，腹部慢慢鼓起，呼氣時腹部自然凹進，胸部仍然保持不動。吸氣 3～5 秒，屏住呼吸 1 秒，呼氣 3～5 秒，屏住呼吸 1 秒。
- 如果幾分鐘後出現焦慮情況，可以離開臥室：做一些沒有意義的事情，比如看一些沒價值的傳單或說明書。

- 不要打開電腦、電視或手機：閱讀有興趣的東西只會加劇失眠，形成惡性循環。
- 不要吃零食。
- 不斷提醒自己睡意總會回來的。

2. **選擇適合的枕頭和床墊**

   選擇枕頭時要選擇與自己頭部和頸部輪廓吻合的枕頭，比如記憶海綿枕等。枕頭過高或過低都會對身體造成負擔。那麼如何挑選枕頭呢？可以從正面和側面分別拍一張頭枕在枕頭上姿勢的照片，然後豎過來看，如果照片看上去像你在自然站立，那麼枕頭就適合你的身體。如果圖片中下巴上揚，則枕頭偏低，如果看上去低著頭，則枕頭偏高[32]。

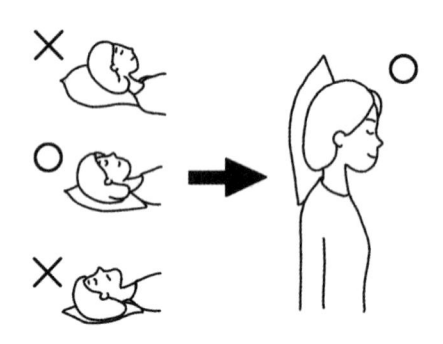

   對於打鼾的人，建議選擇側臥，並選擇適合自己的枕

---

32 梶本修身，高效睡眠：快速修復身體疲勞術，2023。

頭，因為仰臥時打鼾更容易加劇，所以選擇側臥的姿勢，減輕打鼾症狀。最優的是右側臥，確保心臟在上。選擇枕頭時，可以選擇高度稍高的款式，這樣呼吸更容易，進而減少打鼾。

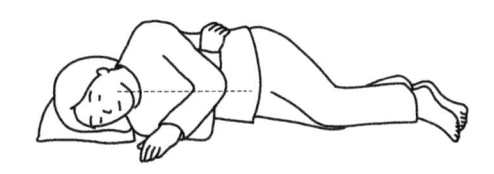

選擇床墊時也要選擇適合自己身體的，不要選擇過硬或者過軟的，另外為了便於翻身，可以選擇相對大一點的床墊。值得注意的是，朋友、家人推薦的或者大眾回饋良好的不一定就是適合自己的床墊，所以選擇床墊時，最好親自試一試。

3. **選擇最佳睡眠溫度**

人們在涼爽的環境中睡得更好，因為體溫下降會讓人感到睏倦。所以根據個人喜好，將臥室溫度設置在 15.5～21℃ 有助於睡眠[33]。睡眠時我們雖然能夠將核心體溫維持在 37℃，但是處於快速動眼睡眠期時，對核心體溫的調節能力下降，體溫降低。另外除了溫度，濕度也會影響睡眠品質，睡眠環境的最佳濕度 50%～65%，所以要靈活運用空調。

---

33 拉斐爾・佩拉約，楊清波譯，高質量睡眠法，2022。

方法 3　冥想管理

冥想是一種心理訓練的練習，其核心理念在於通過一系列特定的技巧和方法，如專注呼吸、觀察思維等，來達到心靈的寧靜、放鬆和專注的狀態。在冥想的過程中，人們通常會將注意力集中在某個特定的對象或活動上，例如呼吸、身體的某個部位或者外界的聲音等，以此來減少外界的干擾，使心靈達到一種深度的平靜和放鬆。

然而，在這個快節奏、高壓力的時代，許多飽受睡眠困擾的人卻發現，冥想成為他們引導紛擾思緒回歸寧靜，進而尋求安眠的一種方式。其中正念冥想技巧與呼吸練習，在治療失眠領域的應用日益廣泛，其背後的邏輯是：失眠患者往往因對無法入睡的恐懼和由此可能引發的一系列負面後果過度擔憂，而陷入一種惡性循環，正念冥想則教會失眠患者如何將注意力錨定於當下，避免沉溺於過往的遺憾與未來的憂慮之中，從而減少自我挫敗感的滋生。

進行冥想時選擇一個靜謐、無干擾的環境尤為重要，但是冥想的具體時間、地點和姿勢並沒有統一標準，所以不用拘泥於具體形式。但是對於失眠症患者，可以選擇臨睡前進行，閉上眼睛，隔絕外界的視覺干擾，讓心靈專注於內在的平和。

調整呼吸至均勻、深長且自然，這是進入冥想狀態的

關鍵一步。對於初學者而言，可以專注於呼吸。如嘗試做幾個深呼吸，首先吸氣，要比以往更深，嘗試數 5 個數，然後停頓一下就呼氣，同樣數 5 個數將剛才吸入的空氣排出。要儘量保持吸氣和呼氣的時間相似，如此反覆 5 次左右。

後續練習正念冥想時可以構想一個令人心曠神怡的場景，比如陽光下的金色沙灘，或是輕柔地漂浮在蔚藍天空中的雲朵，這樣的想像能有效促進身心的放鬆。另一種方法是，將一隻手輕輕放置於腹部，隨著每次呼吸的深入與呼出，感受腹部輕微的起伏，將注意力完全沉浸在呼吸的節奏之中。更有一種技巧是，想像隨著每一次吸氣，清新的氣息如同細流般從腳尖緩緩向上流淌，直至頭頂，帶走所有的疲憊與緊張。

除了自己練習，目前也有不少教授冥想的應用程式，其中不乏專為改善睡眠設計的產品，它們通過引導音頻、冥想課程等形式，幫助用戶逐步掌握冥想技巧，提升睡眠品質。初學者在冥想過程中遇到思緒飄忽不定的情況十分正常，無需氣餒，重要的是以平和的心態將注意力重新聚焦於冥想對象與呼吸之上。

建議每天早上堅持冥想至少 10 分鐘，持續 8 周以上，這樣不僅能夠培養出更加穩定的冥想習慣，也能更客觀地評估冥想對於改善個人睡眠狀況的實際效果。記住，冥想

是一種需要時間與耐心修煉的技能，持之以恆，你將會發現，它不僅能夠成為你對抗失眠的有力武器，更是提升整體生活品質的寶貴財富。

方法 4　漸進式肌肉放鬆法（PMR）

睡不著的時候，有人將運動作為身心放鬆的方法。運動雖然有利於消除疲勞、鍛鍊身體，但是不建議睡前 2 小時內進行運動，因為可能會引起交感神經興奮，而妨礙睡眠。

睡前助眠運動不妨試試漸進式肌肉放鬆法（PMR）。其原理在於通過放鬆肌肉來減少緊張感，進而促進睡眠。當人體肌肉放鬆時，交感神經系統的活動會降低，從而有助於身心放鬆和入睡。PMR 通過拉緊、鬆開全身各處的肌肉組群能產生一種深度放鬆的狀態，漸進式肌肉放鬆尤其對因肌肉緊張而導致焦慮的這類人有幫助[34]。肩膀或脖子部位的長期緊繃，可能會造成肌肉緊張，從而使你經常覺得心情煩躁、失眠，漸進式肌肉放鬆練習能夠有效地緩解這種症狀。

一項針對焦慮症患者的研究，為期 8 周的漸進式肌肉

---

34 Yousefi, Samaneh and Zohreh Taraghi. 「Progressive Muscle Relaxation and Sleep Quality: A Literature Review.」Pharmacophore, vol. 8, no. 1-2017, 2017, pp. 19-24.

放鬆計畫可顯著減輕抑鬱、焦慮和壓力症狀，同時改善與健康相關的生活品質、心理健康和幸福感。另外 PMR 也可顯著降低 Covid-19 患者的焦慮並改善睡眠品質[35]。

進行 PMR 時需要收緊和放鬆至少 16 個肌肉群，從腳趾一直到前額。PMR 可以在瑜伽墊或床上進行，將手臂放在身體兩側，閉上眼睛，用鼻子緩慢地深呼吸幾次，再用嘴巴呼氣，然後按照以下步驟操作[36]：

1. **繃緊腳趾和腳部的肌肉**：集中精力感受它們盡可能緊地蜷縮起來。保持 4～10 秒，同時吸氣。
2. **呼氣，完全釋放肌肉的緊張感**：用鼻子慢慢吸氣，用嘴呼氣，持續 10～20 秒，專注於感受肌肉群和身體放鬆（不要擔心時間或嚴格遵守時間，這裡的重點是放鬆，不要因為呼吸而緊張）。
3. **對其餘肌肉群重複第 2 步**：小腿、大腿、臀部、核心、背部、肩膀、二頭肌、胸部、前臂、手、頸部、眼睛周圍和下巴（收縮肌肉時沒有嚴格的順序，比如按相反的順序進行 PMR，從頭部向下移動，或按任何其他

---

35 Liu, Kai et al.「Effects of Progressive Muscle Relaxation on Anxiety and Sleep Quality in Patients with Covid-19.」Complementary therapies in clinical practice, vol. 39, 2020, p. 101132.
36 Fetters, K. Aleisha.「This Simple Stress-Relief Technique Will Help You Sleep Faster.」https://www.sleep.com/sleep-health/progressive-muscle-relaxation.

順序進行都可以），每次收縮放鬆一個部位。
4. 當你移動肌肉群時，注意身體上任何承受額外壓力的部位：儘量擠壓然後放鬆，盡可能多地收縮，直到完全放鬆。

進行PMR請不要查看手機或做其他任何事情，專注於放鬆肌肉的感覺，注意練習PMR前後的效果。如果練完一遍仍然難以入睡，請嘗試重複PMR，專注於呼吸也有助於放鬆。

方法5　沐浴管理

沐浴能夠有效緩解身體的疲勞和緊張情緒，為進入甜美的夢鄉做好準備。熱水的溫暖觸感可以促進血液循環，放鬆肌肉，幫助大腦和身體逐漸放鬆，從而有助於睡眠。而泡澡則更進一步，泡澡時通過在溫熱的水中加入舒緩的沐浴劑或精油，不僅能夠清潔身體，還能提升泡澡的舒適感，增強放鬆效果。但是不當的洗澡反而會加劇疲勞、影響睡眠。

如果在洗澡或泡澡時水溫過高，會導致體溫上升，交感神經佔據主要地位，身體就會進入覺醒狀態。另外溫度過高時，為了平衡體溫，身體會出汗，而出汗是自主神經發揮作用，自主神經中樞的疲勞是人體疲勞的根源，所以

水溫過高反而積累疲勞。另外洗澡時水溫較高容易導致全身毛細血管擴張、血液流速加快，腦部循環改善，血流量和氧供應增加，這可能導致大腦異常興奮，從而難以入睡。因為浴室的環境相對密閉，可能會造成腦部血灌注不足，引起腦組織缺血、缺氧，進而引發頭暈、頭痛等不適感，影響睡眠。

因此選擇正確的水溫和洗澡方式及泡澡時間至關重要。泡澡時，在微熱的38℃～40℃的洗澡水中泡5～10分鐘可以助眠。微熱的水不會過度刺激交感神經。深部體溫（機體深部，包括心、肺、腦和腹腔內臟等處的溫度）也有節律，當深部溫度下降就會犯睏。而人體末梢散發熱量可以調節深部體溫，體溫微升有助於改善血液循環，有助於降低深部體溫，這就是犯睏時手腳都會熱乎乎的原因。所以選擇微熱的水有助於助眠。另外洗澡或泡澡應該在睡前1～3小時進行，因為需要預留充足的時間來降低深部溫度。

方法6　嗅聽覺管理

嗅覺是人類最直接的感覺之一，它與控制情緒的中樞神經相連。因此，氣味對一個人的影響既直接又強烈，能左右人類的情緒。芳香療法正是通過適當的芳香刺激，減輕這些負面情緒症狀，從而幫助提升睡眠品質。

在睡眠狀態下，我們的大腦會進行一種感知分離的過程，將注意力內轉至身體本身，從而對外界刺激的反應變得較為遲鈍。然而，有一種感官即便在我們深度沉睡之時也依然保持活躍，那就是嗅覺。這一特性源自史前時期遺留下來的本能，當時我們需要對潛在威脅，如捕食者的氣味，保持高度的警覺。

薰衣草中含有揮發性芳香化合物，如香花酮和薰衣酮等。這些成分通過嗅覺刺激進入人體後，能夠影響中樞神經系統，產生放鬆和鎮靜的效果。薰衣草的香氣能夠縮短入睡時間，改善夜間睡眠，並提高第二天的精神狀態。另外檀香中含有揮發油成分，這些成分具有鎮靜作用，能夠有效抑制中樞神經系統過度興奮，從而幫助人們緩解緊張和焦慮的情緒。這種舒緩情緒的效果，有助於人們放鬆身心，進而改善睡眠品質。

芳香療法可能會讓人感到身心愉悅，加速入睡，但是無論是選擇將香氛噴在枕頭上還是使用香薰蠟燭、擴香瓶等，香薰療法只能幫助那些睡眠問題輕微的人群。

除了嗅覺，聽覺也對睡眠有重要影響。雖然睡覺時任何噪音都可能把人吵醒，但是只有比一般背景聲音大的噪音才會把人吵醒。另外，與其說影響睡眠的是噪音，不如說是因為環境音的突然變化，刺耳的聲音對睡眠是一種障礙。

白噪音是一種特殊的聲音現象,指在較寬的頻率範圍內,各等帶寬的頻帶所含的雜訊功率譜密度相等的噪音。這種聲音具有均勻性的頻譜分布,即各個頻率的能量密度相等,使得人耳在聽覺上感受到一種連續、平穩且無明顯音樂性質的聲音,並產生令人愉悅的情緒。

　　白噪音的名稱來源於光學中的「白光」,因為白光是由各種頻率(顏色)的單色光混合而成,同樣地,白噪音則是由各種頻率的聲音混合而成,形成了一種獨特而廣泛的聲音頻譜。白噪音在自然界中廣泛存在,如雨聲、風聲、海浪聲等,這些聲音都具有一定的放鬆和安撫作用。在實踐中,白噪音也可以通過電子設備生成,如通過播放等幅的隨機訊號來實現。

　　用來遮蓋環境音的除了白噪音還有其他聲音可以選擇。粉紅噪音濾除了部分高頻音段,使其聽感更接近於柔和的雨聲;而褐色噪音則進一步削減了高頻成分,呈現出更為深邃低沉的轟鳴聲。但是有些人並不喜歡入睡時有聲音,那麼可以選擇耳塞阻隔外界聲音。總之,睡眠時聲音的選擇取決於每個人的聽覺偏好。

方法 7　助眠產品

助眠產品≠安眠藥。

嘗試各種助眠方法仍然無法入睡,並且已經影響到正

常生活和工作時，可以考慮在醫生指導下使用助眠產品來幫助睡眠。對於因焦慮、緊張、恐懼等情緒因素導致的失眠，助眠產品可以幫助放鬆神經，促進睡眠。值得注意的是，助眠產品並不是安眠藥。助眠產品主要是通過調節大腦中樞神經系統幫助緩解輕微失眠，效果溫和且副作用相對小；而安眠藥則主要為處方藥，通過抑制中樞神經系統達到鎮靜催眠效果，適用於中重度睡眠障礙，但長期使用可能導致依賴性和耐藥性，副作用相對較大。

在使用上，無論是助眠產品還是安眠藥，都應在醫生指導下合理使用，避免自行購買和服用，以免產生不良反應及藥物依賴。服用時應嚴格按照醫囑的劑量和用法，注意觀察藥物的副作用和不良反應，確保用藥安全有效。接下來為大家介紹幾種常見的助眠產品原料成分。

褪黑激素

褪黑激素（Melatonin）是一種天然的激素，近年來因其在睡眠調節方面的功效而成為廣泛使用的保健品。褪黑激素在人體內由松果體分泌，影響睡眠和覺醒周期。褪黑激素的分泌與光照度、光波長、光照時間、光照周期以及電磁場等多種因素有關。根據觀察，服用褪黑激素之後，人們會更快地入睡。除了壓力、心理問題等因素導致的失眠，隨著年齡的增長，尤其是銀髮人群分泌的褪黑激素逐

漸減少，這會導致睡眠品質下降，從而加速衰老。補充褪黑激素可以幫助改善睡眠，調節生物鐘，進而在一定程度上延緩衰老。

隨著研究的深入，褪黑激素被證實是一種強效的直接自由基清除劑和間接抗氧化劑。自從被發現是一種抗氧化劑以來，褪黑激素除了治療睡眠障礙之外，還具有治療多種疾病的潛力，特別是與年齡相關的神經退行性疾病。這些神經退行性疾病通常由自由基介導的細胞凋亡驅動，由於各種抗氧化劑無法穿透血腦屏障，因此治療起來具有挑戰性。外源性褪黑激素以其易穿過血腦屏障以及自由基清除和抗氧化特性而聞名，被認為是治療這些疾病的有前途的藥物，對治療帕金森有巨大的潛力。

γ - 氨基丁酸

γ-氨基丁酸簡稱GABA，是一種天然存在的非蛋白質氨基酸。它在脊椎動物、植物和微生物中廣泛存在，尤其在哺乳動物中樞神經系統中扮演著重要的抑制性神經遞質的角色。γ-氨基丁酸能夠降低神經元活性，防止神經細胞過熱，從而有助於緩解焦慮、緊張等情緒，促進睡眠。同時γ-氨基丁酸進入體內後，可以形成一種天然鎮靜劑，有助於提高睡眠品質，增加深睡眠時間。簡單來說，GABA越少，人就會越緊張，GABA多，可以幫助人們放鬆，

從而達到助眠效果。

現在有不少直接添加 GABA 的保健品，也有一些特定的藥物作用於 GABA 的結合位點，例如苯二氮卓類和苯二氮卓類受體激動劑，能夠增加 GABA 與其受體的結合速率或減慢解離速率，從而增大 GABA 受體—氯離子通道的開放頻率。氯離子通道開放後，氯離子大量內流，導致細胞膜超極化，產生抑制性突觸後電位，進而抑制突觸後神經元的興奮性，進而發揮鎮靜、催眠、抗焦慮的作用[37]。這些藥物會存在一些副作用，並且長期服用會有依賴性，所以一定要在醫生的指導下進行。

酸棗仁

酸棗仁，又稱棗仁、酸棗核，為鼠李科植物酸棗的乾燥成熟種子，是一種傳統的中藥材。早在《神農本草經》中就有記載：「主煩心不得眠，今醫家兩用之，睡多生使，不得睡炒熟，生熟便爾頓異。」酸棗仁具有養心補肝的功效，常用於治療心肝陰血虧虛、心失所養或心脾氣血虧虛等引起的虛煩不眠、驚悸多夢等症狀。另外酸棗仁能夠寧心安神，有助於緩解焦慮、煩躁等情緒，改善睡眠品質。所以中醫調理失眠問題時，經常添加酸棗仁，另外搭配遠

---

[37] 蔣明等，「Gabab 受體變構劑藥學研究進展」，現代生物醫學進展，vol. 11，no. 14，2011，p. 4。

志（一種中藥）等聯合增強安神效果。

當代醫學研究揭示，酸棗仁富含多樣化的化學成分，其中包括黃酮類化合物、皂苷與三萜類物質、生物鹼、以不飽和脂肪酸為主的脂肪油、類固醇、酚酸類成分，以及維生素C、多種氨基酸和一系列微量元素，具有顯著的鎮靜催眠效果，能夠有效地調節中樞神經系統的功能，從而助力人們輕鬆入睡並維持良好的睡眠狀態[38]。所以不少保健品、食品中也會添加酸棗仁，有些助眠類保健品會將酸棗仁和GABA進行組合，共同發揮助眠作用。

---

38 陳雯、黃世敬，「酸棗仁化學成分及藥理作用研究進展」，時珍國醫國藥，vol. 22，no. 7，2011，pp. 1726-28。

第五章

情緒抗衰

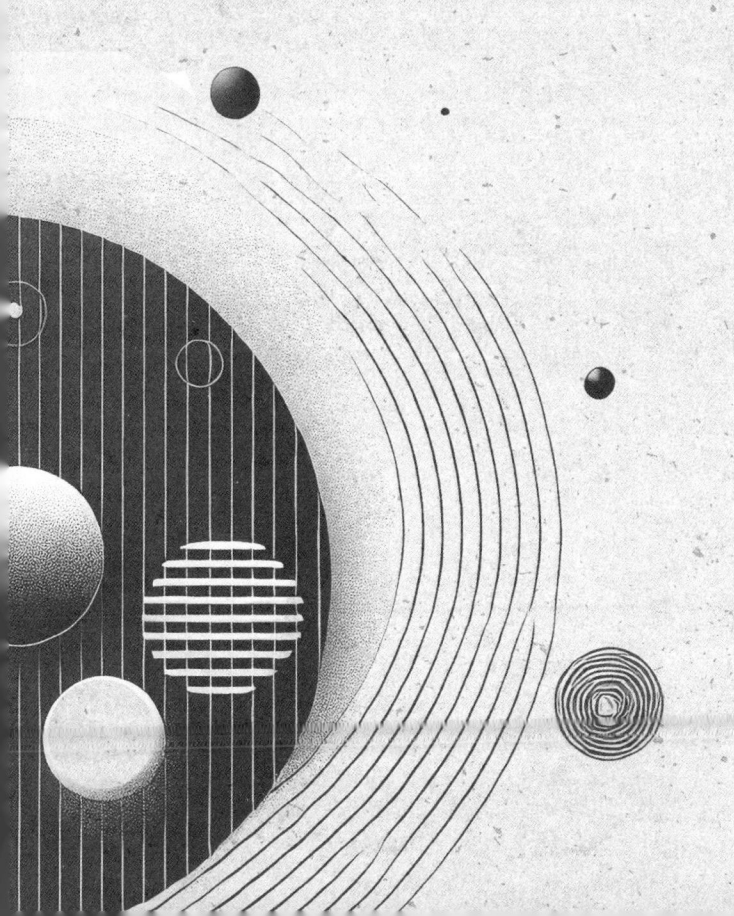

「情緒」這一心理學術語，指的是人對一系列主觀認知經驗的通稱，它反映了人對客觀事物的態度體驗以及相應的行為反應。根據《牛津英語詞典》的解釋，「情緒」的字面意思是「心理、感受、激情的激動或騷動，任何激烈或興奮的精神狀態」。

但有的觀點認為，情緒不是被外界刺激所激發出來的，而是由我們自己主動構建的。情緒的產生來源於三個關鍵性的要素——大腦的預測能力、個體體驗到的感受以及大腦中對於不同情緒的概念。我們會對正在發生的事情進行預測，並以此調節自身的系統，產生對這個事情的感受，當這種預測和感受與我們頭腦中已有的情緒概念匹配上時，就會構建出特定的情緒。大腦會利用過去的經驗、記憶、文化和社會背景等多種因素，來預測和解釋當前的感覺輸入，進而產生情緒，這就是為什麼面對同樣的事件，不同的人可能會產生完全不同的情緒反應。

情緒具有多樣性和複雜性，基本情緒如快樂、憤怒、悲哀和恐懼，是人和動物共有的、不學而會的原始情緒。每一種基本情緒都有其獨立的神經生理機制、內部體驗、外部表現和不同的適應功能。此外，情緒還可以組合成各種複合情緒，如悲喜交加、焦慮、敵意等，這些情緒的產生是多個基本情緒的組合結果。

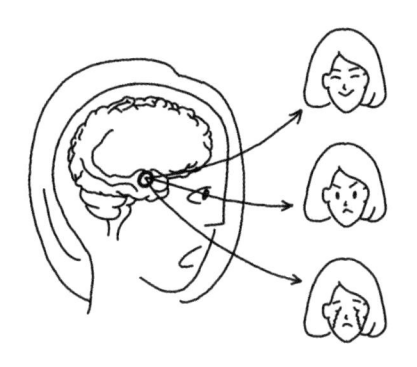

情緒的表達形式多種多樣，包括面部表情、姿態表情和語調表情等，這些構成了人類的非言語交往形式，心理學家和語言學家稱之為「身體語言」。因此人們除了使用語言溝通達到互相瞭解之外，還可以通過身體語言來表達個人的思想、感情和態度。

01　心理因素會加速生理衰老 1.65 歲[39]

情緒主要由大腦通過神經系統和激素的變化來表現，包括快樂、悲傷、憤怒、恐懼、焦慮和滿足等。但是情緒不僅影響人的行為和思想，還對生理健康產生廣泛影響。研究發現，焦慮、抑鬱、孤獨等負面情緒顯著加快老年人

39　Galkin, Fedor et al.「Psychological Factors Substantially Contribute to Biological Aging: Evidence from the Aging Rate in Chinese Older Adults.」Aging (Albany NY), vol. 14, no. 18, 2022, p. 7206.

群的生物老化速度，甚至超過了吸菸等傳統風險因素，情緒不佳會使生理年齡加速約 1.65 歲。而正向情緒、積極的心理健康因素（如幸福感和生活滿意度）可以延緩生物老化的進程，保護生理健康。

情緒不僅能加速衰老，在 20 世紀中葉耶魯大學門診部的一篇論文中顯示，到醫院就診的病人中有 76% 患有情緒性疾病，頸椎疼痛、頭昏眼花、頭痛、疲勞等都可能由於情緒引起[40]。

負面情緒引發的生理疾病

症 狀	百分比（%）	症 狀	百分比（%）
頸椎疼痛	75	頭昏眼花	80
咽喉腫大	90	頭 痛	80
潰 瘍	50	便 秘	70
膽囊脹痛	50	疲 勞	90
胃（腸）脹氣	90（44）		

（表格出處：約翰‧辛德萊爾，情緒自控力，2013）

1.1 負面情緒引起機體生理性變化

當情緒波動時，交感神經系統會迅速回應，釋放腎上腺素等，導致心率加快、血壓升高，並引發肌肉收縮，使身體準備應對潛在的「威脅」。這種生理反應若持續存在，會導致肌肉持續緊張，可能引發神經性疼痛。如神經性頭

---

[40] 約翰‧辛德萊爾，情緒自控力，2013。

痛常由頭部、頸部肌肉的持續收縮引發，表現為頭部悶痛、鈍痛或緊束感，其發病原因與精神緊張、焦慮等情緒問題密切相關。

負面情緒不僅能引起肌肉收縮而引發疼痛，對其他疼痛還有放大作用，如焦慮、沮喪等可能使疼痛感覺更加強烈。但積極情緒則可能有助於減輕疼痛感知。因為情緒和疼痛共用部分神經通路和腦區，如邊緣系統和丘腦等區域在疼痛和情緒處理中都發揮著重要作用，所以疼痛不僅是一種生理感受，還受到心理和情感狀態的影響。

情緒與胃腸道健康之間也存在緊密聯繫。腦—腸軸作為大腦與胃腸道之間的橋樑，通過神經、內分泌等多種途徑進行雙向資訊交流。情緒變化能夠直接影響胃腸道的運動和分泌功能，導致胃痛、胃脹、消化不良等不適症狀。長期情緒壓力還可能導致腸道微生物菌群失衡，進一步影響情緒和心理狀態，形成惡性循環。

此外，情緒對血管和血壓的影響同樣不容忽視。情緒激動時，交感神經系統興奮導致血管收縮，增加血流阻力，同時腎上腺激素分泌增加，引起血壓升高。這種頻繁的生理反應會對血管內皮造成損害，增加心血管疾病的發病風險。長期情緒波動還可能導致高血壓等慢性疾病的發生，對身體健康構成嚴重威脅。

1.2 情緒與內分泌系統相關

　　內分泌系統負責調節人體內的多種生理功能，而情緒狀態的變化會直接影響內分泌器官的分泌活動。長期處於不良情緒狀態可能導致體內激素分泌異常，如皮質醇等應激激素過度分泌，而其他對身體正常生理功能起重要調節作用的激素則可能分泌減少或紊亂，進而引發一系列健康問題，如甲狀腺功能紊亂導致的代謝紊亂，女性雌激素和孕激素水準異常引發的婦科疾病等。負面情緒甚至還可能對孩子的身體發育產生不利影響。

02 正面情緒能發揮奇效

　　「笑一笑，十年少」，正向情緒對延緩衰老和維持身體健康有重要作用。正向情緒能夠提升免疫系統的功能，使身體更能抵抗疾病。例如，積極情緒可以提高 IgA 免疫球蛋白水準，從而增強抵抗力[41]。冥想作為一種促進睡眠、增強專注力、緩解壓力及提升整體幸福感的流行方式，正日益受到公眾的廣泛關注。有研究發現，經過為期

41　Stone, Arthur A. et al. 「Are Stress-Induced Immunological Changes Mediated by Mood? A Closer Look at How Both Desirable and Undesirable Daily Events Influence Siga Antibody.」 Int J Behav Med, vol. 3, no. 1, 1996, pp. 1-13.

8天的冥想靜修，參與者的免疫功能顯著提升，這一變化具體體現在多個與免疫反應直接相關的基因表達增強上，尤其是涉及干擾素訊號的68個基因被顯著上調[42]。

另外正面的情緒能夠減緩心率，降低血壓指數，從而降低患心血管疾病、慢性病的風險。持續的快樂狀態有助於維持心血管系統的平穩運作。

03 多樣的情緒，多樣的情緒病

每個人的情緒都是獨一無二的，在快節奏的現代生活中，人們面臨著來自工作、學習、育兒和人際關係等多方面的壓力，以及生活中被拒絕、經歷創傷、情感失敗等，導致部分人群出現焦慮、抑鬱、狂躁等情緒病，表現為情緒不穩定或消極情緒偏多。

然而，也有許多人能夠通過積極的心態和應對策略維持良好的情緒狀態。隨著心理健康意識的提升，越來越多的人開始關注自己的情緒健康，並尋求有效的情緒管理方法。由於情緒是主動構建的，我們可以通過調整自己的認知過程來改變情緒體驗。例如，當我們遇到令人沮喪的事

---

42 Chandran, V. et al. 「Large-Scale Genomic Study Reveals Robust Activation of the Immune System Following Advanced Inner Engineering Meditation Retreat.」 Proc Natl Acad Sci U S A, vol. 118, no. 51, 2021, doi:10.1073/pnas.2110455118.

情時，可以嘗試從不同的角度看待問題，尋找積極的方面，從而改變自己的情緒狀態。當情緒出現問題時，可以嘗試以下方法，幫助自己擺脫情緒問題。

方法 1　情緒急救[43]

在日常生活中，我們無可避免會經歷被拒絕、失敗等情感傷害，這些傷害若得不到妥善處理，會像身體上的傷口一樣逐漸惡化，影響我們的心理健康和日常生活。因此，進行情緒急救至關重要。

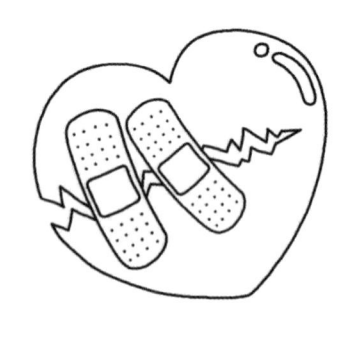

情緒急救如同給受傷的心靈貼上OK繃，幫助我們快速識別情緒困擾的根源，並採取積極行動進行自我修復。同時，情緒急救還能提升我們的情緒管理能力，使我們在面對未來挑戰時更加堅韌不拔。通過情緒急救，我們不僅能夠更好地照顧自己，還能增強與他人的理解和共鳴，促進人際關係的和諧發展。

---

43 蓋伊・溫奇等，情緒急救：應對各種日常心理傷害的策略與方法，2015。

1. 遭遇拒絕時刻

   我們總會經歷各種各樣的拒絕，比如被潛在的約會對象拒絕、求職被拒等。被拒絕可能會引起憤怒，削弱自信和自尊，甚至動搖最基本的歸屬感。研究表明，被拒絕和體驗身體經歷痛苦時被啟動的腦區是一樣的，但其他情緒（如尷尬）並沒有這樣的特點。所以被拒絕導致的情感創傷，可能比其他的更強烈。

   以下練習通過引導你發現並珍視自己性格中那些寶貴且富有意義的特質，從而有效恢復並提升你的自我價值感。每當遭遇拒絕或自我懷疑時即可進行此練習，必要時可反覆進行，以持續強化自我認知與價值感。

   步驟一：自我特質清單
   請在一張紙上列出你認為自己最寶貴的五個性格特點或品質。儘量嘗試包含與你曾遭遇的拒絕情境相關聯的正面特質。例如，若你在感情中遭遇拒絕，不妨寫下如「富有同情心」、「忠誠不渝」、「善於傾聽」、「體貼入微」及「值得信賴」等品質。請務必深思熟慮，真誠地挖掘自己的內在價值。

   步驟二：特質重要性排序
   根據你的個人價值觀，對這些特質進行排序，確定它

們在你心中的相對重要性。

步驟三：深度反思與闡述

從你排序前三的特質中選取兩項，針對每一項，撰寫一篇簡短的文章（一兩段即可），內容需涵蓋：

重要性闡述：解釋為何這一特質對你而言至關重要，它如何體現你的核心價值觀或生活哲學。

生活影響分析：回顧並描述這一特質是如何在你的生活中發揮作用，影響你的決策、人際關係或成長歷程的。

自我形象構建：探討這一特質為何成為你自我形象中不可或缺的一部分，以及它如何幫助你塑造更加積極、堅韌的自我認知。

2. 經歷內疚時刻

內疚是我們自己犯了錯誤或給他人造成損傷後產生的一種非常普遍的感覺。據統計，每個人每天大約有2小時會感到輕微的內疚，每個月有 3.5 小時左右感到嚴重內疚，某種情況下，內疚感會持續數年甚至數十年。內疚的主要功能在於促使我們重新評估自己的行為，並採取措施來彌補過錯，從而維護個體行為標準，保護個人、家庭和社區間已形成的關係。當內疚感過於強烈或持久時，個體可能會陷入過度自責的漩渦中。

為了減輕內心的愧疚感,一些人甚至會採取自我懲罰的行為,如自虐、自殘等。這些不健康的應對方式會進一步加劇心理創傷。

道歉並盡力彌補之前的過錯後,如果仍然無法獲得內心的釋懷,應該學會自我寬恕。自我寬恕並不是對錯誤行為的接受或遺忘,而是帶著覺察,主動與錯誤行為和解的過程。這有助於我們放下內心的包袱,重建積極的自我認知。其具體步驟如下:

步驟一:問責
（1）描述行為:客觀描述導致他人受傷的錯誤行為或不作為。
（2）去除修飾:查看自己的描述,去掉描述中的修飾語或藉口,確保真實反映情況。
（3）總結傷害:從現實和情感兩方面總結對方所受傷害,保持客觀準確。不給自己找理由,也不過度自責,把自己當成旁觀者。
（4）考慮情境:分析行為背後的原因,是否故意,以及是否有情有可原的因素可以使罪行減輕。

步驟二:贖罪與自我寬恕
（1）防止重犯:確定思維、習慣、行為或生活方式的

（2）贖罪行動：採取有意義的補償行動，以清除剩餘愧疚。與自己達成協議，確定能夠促進自我寬恕的重要任務和承諾。

　　（3）完成儀式：舉行簡短儀式，紀念贖罪任務的完成，正式結束內疚感。

3. **直面失敗時刻**

在漫長的人生道路中，失敗是一種極為普遍的人類經驗，它可能發生在生活的各個領域，如工作、學習、人際關係等。但是人與人之間的差別並不是是否會失敗，而是如何應對失敗。失敗往往會讓個體感到自己不夠聰明、缺乏吸引力、能力較差、不熟練或不勝任。這些消極的自我認知會對個體的自尊產生巨大的負面影響，導致自我貶低和自我否定。另外失敗會讓個體感到自己的目標變得遙不可及，從而失去追求的動力和信心。這種無力感和挫敗感會讓人感到痛苦和沮喪。此外，在社會中，成功往往被視為一種價值標準。因此，失敗可能讓個體感到自己未能達到社會的期望，從而承受來自外界的壓力和評判。它可能觸發個體內心的恐懼、羞恥和尷尬等負面情緒，這些情緒會進一步加劇痛苦的感受，也可能會出現認知扭曲的現象。所以緩解失敗帶來的創傷，可以嘗試以下方法：

步驟一：獲得支持
（1）不僅要表達慰問和情感上的支持，更重要的是總結失敗教訓提供經驗，幫助前進。
（2）對失敗進行一番客觀現實評估之後，再接受社會支持，則會在情感方面受益，更有利於面對現實。

步驟二：專注於能控制的因素
（1）列出所有促成失敗的因素，確定哪些因素在控制範圍之內，哪些不在。
（2）檢查列表中所有超出控制範圍的因素，然後嘗試從不同角度審視它們，看看是否能用可以控制的因素加以替換。
（3）製作一份行動清單，列出屬於你的控制範圍的行動專案。

方法 2　擁抱情緒

情緒不僅影響我們的感受，還深刻影響著我們的思維和決策過程。正面情緒如喜悅、興奮能拓寬我們的思維視野，促進創造力和問題解決能力；而負面情緒如焦慮、恐懼則可能讓我們更加謹慎，避免風險。情緒的這種「色彩」為我們的判斷提供了重要的參考資訊，雖然有時可能導致偏差，但也是人類適應環境、做出快速決策的重要依據。

情緒還是自我認知的重要途徑。通過體驗並反思各種情緒，我們能更深入地瞭解自己的需求、價值觀和界限。負面情緒如悲傷、憤怒雖然令人不適，但它們往往指向內心深處未被滿足的需求或未解決的問題，促使我們進行自我反省和成長。情緒的力量在於它能推動我們面對內心的陰影，實現自我超越[44]。

1. 幸福——娛樂與期望

讓情緒自由流動，幸福感才會油然而生。有研究表明，人類並不擅長預測會讓我們開心或者不開心的事務。而有的觀點認為，人類對幸福一無所知。有些人覺得金錢能令人幸福，但是關於彩票中獎者的研究表明一夜暴富雖然令人極為震驚，但是並不會提高他們的幸福基線水準。

很多人用「不幸」概括所有令人不安的情緒，仿佛只有幸福是人們需要的，其他的都是對立面。但是幸福並不是其他情緒的對立面，而是承載獨特情緒能量、與其他情緒融合的力量。若想在生活中擁抱更多幸福，請深入反思你內心的故事。不論是美化還是逃避幸福，你都能通過揭示與幸福的關係，並從自己編織的不幸

---

44 卡拉・麥克拉倫，情緒的力量，台海出版社，2023。

中解脫出來，實現自我療愈。讓幸福像其他情緒一樣自然地流動，相信它會輕鬆愉快地到來，幫助你恢復心靈的活力。

幸福練習：當幸福不期而遇時，盡情大笑、微笑、做夢，然後帶著這份喜悅繼續前行。切勿試圖將幸福永久留住，否則你會陷入一種強迫性的愉悅狀態，使情感變得遲鈍，甚至增加抑鬱的風險。

正確看待幸福，應將其視為人生旅途中的一道亮麗風景，而非終點。給予幸福充分的自由，歡迎它前後的所有情緒，你會發現幸福會愈發頻繁地降臨，觸發幸福的因素也會變得更加多樣。關鍵在於保持幸福的流動，而非將其視為某種證明。

記住，流動才是幸福的核心。在幸福自然湧現的時刻，以開放的心態去迎接它，學會辨識並感激各種形式的幸福，然後優雅地放手，讓它繼續在你的生活中自由流淌。

2. 滿足──欣賞與認可

滿足其實更多是一種發自內心的成就感。當完成自己的期望，遵循內心的道德準則或者圓滿完成一項工作時，滿足感就會產生。尊重他人成就，尊重情緒並對其進行正確引導，真正的滿足感也會產生。

但是社會的結構經常會影響這種滿足感，因為外界的鼓勵、表揚、獎牌、特別關注等，看起來雖然是好事，但是這些人為的認可可能會讓人喪失發自內心的自豪感和自我認可的能力。幸運的是，掙脫外界期望與行為控制的枷鎖是有方法的——焚毀那些束縛，讓你的真實滿足感在烈火中重生！一旦你擁有了內在的智慧，便能以自尊為基礎，自我引導、修正與認同，不再依賴外界的贊許。

滿足練習：所有以幸福為核心的情緒練習，看似簡單，實則充滿挑戰。首先要承認它們的存在，心懷感激，隨後徹底釋放，任其自由流動。若你強求滿足（或任何形式的幸福）成為常態，反而會迷失自我。唯有以治癒且理智的態度對待每一種情緒，那份純粹而真實的滿足感才會自然而然地湧現。當它翩然而至，請張開雙臂熱情迎接，心懷感激，並為自己喝彩（「感謝你助我重拾自信」），隨後放手，堅信只要你尊重自我，以自豪的方式生活，滿足感定會再次降臨。歡迎並珍視你的滿足感，每當工作出色完成時，它便是最好的獎賞。為自己鼓掌，感謝這份滿足感，讓它成為你前行的動力。

方法 3　正念練習[45]

「正念」源自佛教禪修，後發展為心理學中的概念，指將注意指向當下目標而產生的意識狀況，且不加評判地接納此時此刻的各種經歷或體驗。正念是有目的地、有意識地關注、覺察當下的一切，而對當下的一切又都不作任何判斷、任何分析、任何反應，只是單純地覺察它、注意它。

正念實際上是一種純粹的無為狀態，卻蘊藏著寧靜、洞察、創造力及擁抱新可能的勇氣，讓人超越自我認知局限，深居「自我之家」。正念能提升自我意識，助我們在忙碌中找回自我，清晰認識並管理情緒與行為。它也是減壓良方，鼓勵放下負擔，減輕心理壓力，提升內心平靜。通過正念，我們以更接納、開放的態度面對挑戰，減少負面情緒，提升心理健康，進而提高生活品質，延緩情緒引發的衰老和不適。

正念練習的方式眾多，其中臥姿冥想中的身體掃描是一種深入的正念練習方式，能幫助練習者通過系統地關注身體各個部位的感覺，培養對當下的覺察和非評判性態度。

45　喬恩・卡巴金，覺醒：在日常生活中練習正念，機械工業出版社，2024。

以下是進行身體掃描的詳細步驟：

步驟一：找一個安靜、溫暖、光線柔和的地方，確保在接下來的時間內不會被打擾。然後，平躺在柔軟的墊子或床上，可以使用枕頭支撐頭部和膝蓋下方，以確保身體的每個部分都感到舒適和放鬆。閉上眼睛，讓身體完全放鬆。

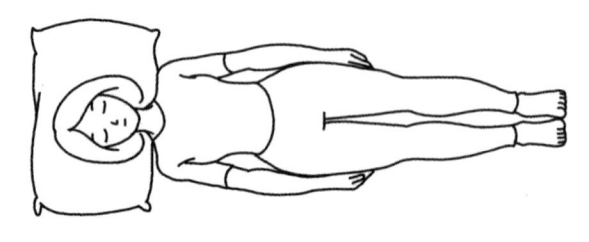

步驟二：將注意力集中在呼吸上，感受腹部隨著呼吸的起伏。然後，想像一道柔和的光束從頭頂開始，慢慢向下移動，開始對身體進行掃描。實踐身體掃描時，要以一種充滿溫情、開放且好奇的心態，系統地審視並感受身體的每一寸肌膚。這一旅程往往從左腳的趾尖啟程，緩緩延展至腳的其他區域——腳底板、腳後跟、腳背，隨後沿左腿向上，逐一探索腳踝、脛骨、小腿、膝蓋，直至整個大腿（包括其表面與深層），緊接著是腹股溝與左側臀部。相同的細緻過程也在右側重複進行，從右腳趾尖開始，逐步上移至右腿各部位。

步驟三：我們的注意力溫柔地轉向身體的核心區域，

緩緩掃過整個骨盆（涵蓋臀部與生殖器官）、下背部、腹部，繼而向上延伸至上背部、胸部，感受肋骨的輪廓、心臟的跳動、肺部的呼吸，以及肩胛骨、鎖骨與肩膀的存在。而後是指尖、手指、手掌手背、手腕、前臂、肘部、上臂、腋窩逐一被細心關照，再次回歸至肩膀。接著，頸部與喉嚨成為關注的焦點，最終面部與頭部在輕柔的覺察中完成整個身體掃描的過程。原則上掃描時需要保持注意力集中，但如果練習過程中很容易睡著，不需要勉強保持清醒。

身體掃描不僅是一次身體探索，更是心靈洗禮。整個過程中要保持非評判態度，若思緒飄走，輕柔轉回即可。具體身體掃描時間依個人而定，但建議每部位停留數秒至數分鐘。完成後感受整體存在，緩慢活動讓手腳復原。持續練習能提升身體感受力，增強敏感度，使日常更警覺專注。

在一些減壓門診的初期課程中，前兩周內每周至少安排六天進行身體掃描練習，每天一次，每次均依照專業指導者的錄音，投入 45 分鐘的時間深度體驗。進入後續幾周，雖然身體掃描仍是重要環節，但它將與另兩項練習——先是正念瑜伽，隨後是坐姿冥想，交替進行，以保持練習的多樣性和深度。

正念瑜伽是一種結合了瑜伽體式和正念練習的運動形

式,它不僅關注身體上的鍛鍊,也強調心靈上的修煉。在正念瑜伽中,練習者被引導在進行體式練習時保持對呼吸和身體感受的覺知,以及將注意力集中於當下感受。這種練習強調呼吸意識、身體意識、非評判性觀察、當下意識以及溫和的挑戰,讓練習者根據自己的身體條件選擇適合的體式,不追求過度的柔韌性或力量。

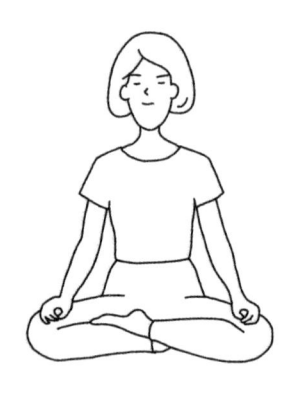

坐姿冥想則是一種靜坐的冥想形式,通常涉及盤腿坐下,保持背部挺直,閉上眼睛,將注意力集中在呼吸、身體感受或特定的心理對象上。坐姿冥想的目的在於培養深度的放鬆和精神集中。練習時,選擇一個安靜的位置,採取舒適的坐姿,關注呼吸,觀察思緒,並以非評判性的方式將注意力帶回到呼吸上。初學者可以從短時間的冥想開始,逐漸增加到更長時間。

方法 4　積極心理療法

積極心理學採用科學的方法研究人類的幸福感和積極特質,其起源可以追溯到 20 世紀 30 年代關於天才和婚姻幸福感的研究,以及卡爾·古斯塔夫·榮格關於生活意義的研究。積極心理治療(Positive Psychotherapy Treatment,簡

稱 PPT）是一種創新療法，用性格長處來中和症狀，以美德彌補缺陷，通過技能提升來克服不足，從而以均衡的視角理解和應對複雜的生活境遇。儘管人類大腦天生對負面資訊更為敏感且反應強烈，但 PPT 療法專注於增強我們內在的積極力量。

人類大腦展現出負面偏差的特性，這一現象的根源在於我們有限的注意力、記憶力和認知處理能力。在漫長的進化歷程中，為了應對生存挑戰，大腦逐漸演化出對負面資訊更為敏感的處理機制。簡而言之，我們往往不自覺地關注那些不利的事物，因為它們對我們的生存影響更為深遠。

PPT 的核心積極要素植根於馬丁・賽里格曼博士的幸福理論。賽里格曼博士將快樂與幸福的構成細分為五個可量化且可傳授的維度：積極情緒（Positive Emotions）、全心投入（Engagement）、人際關係（Relationships）、生活意義（Meaning）以及個人成就（Accomplishment），簡稱 PERMA 模型。研究表明，滿足這些維度與較低的痛苦感受及較高的生活滿意度緊密相關。

通過 PPT 的實踐應用，你將從多維度審視並評估自身優勢，進而參與一系列實踐活動，逐步培養「實踐智慧」。這涵蓋了如何在勇敢嘗試新事物與依賴經驗驗證之間做出抉擇，如何在公正與仁慈之間找到平衡點，以及如何在保

持理性判斷的同時，向親友展現同理心。實踐智慧的終極目標，是賦予你在面對挑戰時，能夠做出更加明智且有效的應對策略。

PPT 作為一種心理治療手段，其實更建議在專業的醫生指導下進行。但是日常生活中也可以培養自己積極的心態。比如通過自我反思和分享，識別出自己的標籤優勢，即那些在過去經歷中幫助自己克服困難、取得成功的個性特質。幸福的三個途徑包括快樂、投入和有意義，可以探討如何通過發揮標籤優勢來實現這些途徑。

方法 5　認知行為療法

認知行為療法（Cognitive Behavioral Therapy，簡稱 CBT）是一種結構化、時間有限、以認知為中心的心理治療技術，最初由 A.T.Beck 於 1960 年代提出。這種療法專注於識別和解決患者不合理的認知模式，通過調整個體對自我、他人或事件的感知和態度來處理心理障礙。

CBT 的核心理念在於認識到個體的情緒和行為不僅受到外部事件的直接影響，還受到內在思維模式的深刻影響。因此，通過轉變不健康的思維習慣，可以有效地緩解負面情緒和行為障礙。CBT 被廣泛用於治療抑鬱、焦慮、壓力管理等多種情緒問題，並且有研究表明它對整體健康也有積極的作用。

研究發現，CBT對於多種心理問題（例如焦慮症、注意力缺陷多動障礙、神經性厭食症、抑鬱症、疑病症）、身體問題（例如慢性疲勞綜合症、纖維肌痛、腸易激綜合症、乳腺癌）和行為問題（例如反社會行為、藥物濫用、賭博、超重、吸菸）在短期內至少是有效的。這表明CBT不僅對心理健康有益，也對身體健康有積極影響[46]。

CBT幫助個體識別並分析負面的自動思維，即人們在沒有深思熟慮的情況下自發產生的消極想法。研究發現抑鬱症患者通常會有消極的自我評價、對未來的消極預測等，這些負性思維會進一步加劇他們的情緒問題。另外CBT通過引導個體審視和挑戰自己不合理的信念，並學習用更積極、現實的觀點看待問題，從而改善情緒。除了思維模式，CBT還重視行為調整，通過設計行為任務和行動計畫來幫助個體逐步形成積極的應對模式和生活習慣。

CBT通常在專業心理諮詢師或治療師的指導下進行，以下是CBT的一些常見方法：

(1) 記錄負性思維：治療師會要求個體記錄每天的負性自動思維，並分析這些思維如何影響情緒。這種紀錄可以幫助個體在日常生活中察覺負性

---

46 Nakao, Mutsuhiro et al. 「Cognitive-Behavioral Therapy for Management of Mental Health and Stress-Related Disorders: Recent Advances in Techniques and Technologies.」 BioPsychoSocial medicine, vol. 15, no. 1, 2021, p. 16.

思維並逐漸控制它們。

（2）認知重構：通過「反駁」自己的消極想法，個體可以逐漸學會用更積極、現實的方式看待問題。這一過程可以幫助個體轉變對事件的看法，從而改變情緒反應[47]。

（3）暴露療法：對於特定的恐懼或焦慮，CBT 會逐步引導個體面對這些引發不安的情境，幫助他們降低對這些情境的敏感度。例如，對社交焦慮的患者可以通過逐步暴露於社交情境中來減少他們的社交恐懼。

（4）行為啟動：通過引導個體參與有益於情緒的活動（如運動、社交互動），CBT 可以幫助患者逐步打破「情緒─行為」惡性循環。行為啟動對緩解抑鬱尤其有效，因為它幫助個體恢復正常的活動模式，提升整體情緒和健康。

方法 6　感恩練習

　　當一個人心懷感恩時，他會更加珍惜眼前的一切，包括家人、朋友、工作、健康等，從而感受到更多的幸福和滿足。同時，感恩還能促進人與人之間的和諧相處，減少

---

[47] 邁克爾·尼南、溫迪·德萊頓，認知行為治療：100 個關鍵點與技巧（原著第 3 版），2023。

衝突和矛盾，營造一個更加友善和包容的社會環境。感恩作為一種積極情緒，能夠拓寬認知範圍，促進靈活和創造性思維，有助於應對壓力和逆境。研究發現定期記錄感恩的人比對照組報告了更高的生活滿意度、積極情緒，並且減少了負面情緒。他們每天會列出三件感恩的事情，持續10周後，感恩組的幸福感和情緒穩定性顯著提高[48]。

感恩與包括重度抑鬱症（MDD）和創傷後壓力症候群（PTSD）在內的幾種情緒障礙呈負相關[49]，感恩可以改變大腦的思維模式，將注意力從消極的方面轉移到積極的方面。感恩與精神福祉緊密相連，能夠顯著提升情緒狀態和睡眠品質，減少疲勞感，並增強個人的自我效能感。感恩在精神福祉對這些積極結果的影響中起到了完全或部分的仲介作用。因此，增強感恩意識可能是一種有效的治療方法，有助於提高心臟衰竭患者的生活品質，並展現出其在臨床實踐中的重要價值[50]。

但是感恩是一項需要練習的技能。通過感恩練習，人

---

48 Emmons, Robert A and Michael E McCullough. 「Counting Blessings Versus Burdens: An Experimental Investigation of Gratitude and Subjective Well-Being in Daily Life.」Journal of personality and social psychology, vol. 84, no. 2, 2003, p. 377.
49 Van Dusen, John P et al. 「Gratitude, Depression and Ptsd: Assessment of Structural Relationships.」Psychiatry research, vol. 230, no. 3, 2015, pp. 867-70.
50 Mills, Paul J et al. 「The Role of Gratitude in Spiritual Well-Being in Asymptomatic Heart Failure Patients.」Spirituality in clinical practice, vol. 2, no. 1, 2015, p. 5.

們可以更加深入地瞭解自己的內心世界，發現自身的優點和不足，進而激發自我提升的動力。同時，感恩還能培養人們的同理心和責任感，使他們更加關注他人的需求和感受，成為一個更加成熟、有擔當的人。

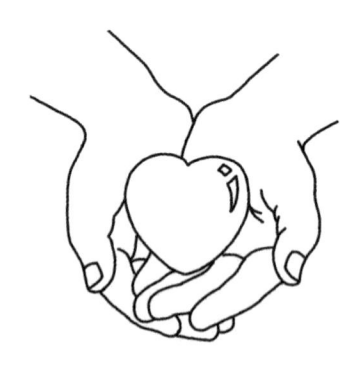

感恩練習是一種有意識地注意、欣賞並感激生活中美好事物的過程。它不僅僅是對他人善意的回應，更是一種積極的生活態度。通過感恩練習，人們可以更加敏銳地捕捉到生活中的積極面，從而增強內心的幸福感和滿足感。感恩練習並不是一件難事，關鍵在於持之以恆和真誠投入。以下是一些實用的感恩練習方法[51]：

（1）記錄感恩日記：每天抽出一些時間，寫下當天讓你感到感激的事情。這些事情可以很小，比如一杯香濃的咖啡、一個溫暖的微笑，也可以

---

51 A.J. 雅各布斯，感恩的力量，中信出版集團，2022。

很大，比如一次成功的面試、一個健康的身體。通過記錄這些感恩的瞬間，你會逐漸發現生活中充滿了值得珍惜和感激的事物。

（2）勇敢表達感激之情：不要吝嗇你的感謝之詞。當有人為你做了好事，或者給了你幫助和支持時，及時向他們表達你的感激之情。這不僅可以增強你們之間的關係，還能讓對方感受到你的真誠和溫暖。

（3）關注他人的優點和貢獻：在日常生活中，嘗試將注意力從自己的需求和欲望上轉移開來，關注他人的優點和貢獻。當你開始欣賞和感激他人的付出時，你會發現生活中充滿了值得學習和借鑒的東西。

（4）參與公益活動：參與公益活動是一種非常有效的感恩練習方式。通過幫助他人、回饋社會，你可以深刻體會到感恩的力量和價值。同時，這種經歷還能讓你更加珍惜自己所擁有的一切，從而激發你更加積極地面對生活中的挑戰和困難。

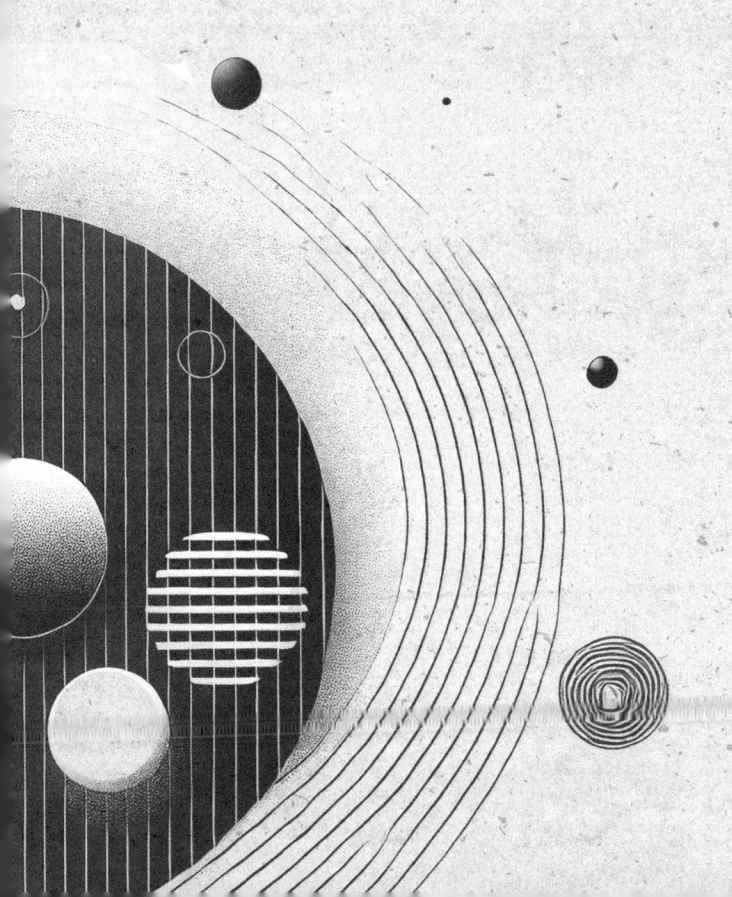

第六章
指壓抗衰

當我們的身體某個部位疼痛不適時，我們總會下意識的按摩對應的部位，比如肚子疼的時候會揉搓肚子，頭疼的時候會按摩太陽穴等，這其實就是我們常見的按摩術。在快節奏的現代生活中，身體出現小狀況時大家往往難以抽出時間去醫院或專業機構接受治療，指壓療法則打破了這一限制，它不受時間、地點和工具的限制，隨時隨地可以緩解身體不適，保護身體健康。無論是在家中、辦公室，還是在旅行途中，只要掌握了基本的指壓技巧，就能隨時為自己或他人提供有效的健康調理。

01 指壓療法

指壓療法是經絡療法之一。中醫將人類所需的自然生命力命名為「氣」，營養物質為「血」，兩者結合為「氣血」，就是生命的活力能量。經絡學說是中醫理論的重要組成部分，經絡是經脈和絡脈的總稱，是全身運行血氣、聯絡各大臟腑、溝通內外、貫穿上下的傳導通路系統，是人體結構的重要組成部分。其中縱貫全身的稱為經脈，從這些大幹線上分出遍布全身的細小分支為絡脈。

人體全身共有14條經絡，其中以五臟（心、肝、脾、肺、腎）、六腑（膽、大腸、小腸、胃、膀胱、三焦）和心包命名的經絡有12條，以及貫穿身體前後正中的任督

二脈。在這 14 條經絡上，共有 361 個經穴，當某些因素導致臟腑失和、氣血淤滯，經穴就會產生疼痛或硬結[52]。指壓、針灸、熱敷、艾灸等經絡療法就可以通過刺激經穴恢復氣血通暢，緩解疼痛症狀，而且體表的刺激也可以傳到臟腑，從而激發人體內在的抵禦力起到治療作用。

02 指壓療法的優勢

指壓療法作為一種自然療法，幾乎不會給身體帶來任何副作用，並且它以非入侵的形式通過刺激穴位來調節身體機能，達到治療疾病的目的，這對那些對藥物過敏或擔心藥物副作用、對疼痛敏感（不喜打針、針灸）的人來說，無疑是一種理想的保健方法。

另外指壓療法具有廣泛的治療範圍，能夠涵蓋多種疾病和症狀。從內科疾病如慢性肝炎、慢性支氣管炎，到外科疾病如頸椎病、腰椎間盤突出症，再到婦科疾病如月經不調、痛經，指壓療法都能提供有效的緩解和治療方法。此外，指壓療法還對於五官科疾病、神經系統疾病等也有顯著的治療效果。這種廣泛的治療範圍使得指壓療法成為一種全面的保健方法。它不僅能夠針對特定疾病進行治

---

52 張威，從生活學中醫：指壓祛病一學就會，2013。

療，還能提高身體的整體健康。

指壓療法的經濟實惠性也是其重要優勢之一。與昂貴的醫療費用相比，指壓療法幾乎不需要任何額外的經濟支出。它簡單易學，不需要購買特殊的醫療設備或藥品，這使得指壓療法成為一種經濟實惠的保健方法。

指壓療法不僅能夠治療身體上的疾病，還能促進身心的平衡。在中醫理論中，身體的健康與心理的平衡密切相關。指壓療法通過刺激穴位來調節身體的氣血流通和臟腑功能，從而達到身心平衡的目的。通過指壓調理，人們可以感受到身心的放鬆和愉悅。這種放鬆狀態有助於緩解壓力、改善睡眠和提高情緒穩定性。長期堅持下去，人們會發現自己的心態更加平和、情緒更加穩定，從而更好地應對生活中的挑戰和壓力。

03 指壓與抗衰的關係

根據中醫理論，人體的健康與平衡依賴於體內的氣血和經絡系統的正常運行。指壓按摩通過對穴位的按壓，能夠啟動經絡，疏通氣血，幫助人體恢復平衡。不同的穴位對應不同的器官和系統，通過對這些穴位的施壓，可以調節身體的內部運作，進而產生抗衰作用。

3.1 指壓對皮膚、肌肉的抗衰作用

對於皮膚，指壓可以改善皮膚的呼吸，有助於促進汗腺和皮脂腺的分泌。指壓也能促進表面皮膚毛細血管的擴張，讓皮膚呈現輕微的主動充血狀態，增強皮膚營養，加深皮膚深層細胞活力，肌膚就會呈現出更佳的光澤度和彈性，減緩皮膚衰老速度。

指壓可以提高肌肉的工作能力，放鬆肌肉並且增強肌肉耐力。另外指壓同樣能夠擴張肌肉的毛細血管，增強血流量，為肌肉提供更多營養。通過指壓還能增強肌肉的張力和彈力，保持肌肉收縮力，防止肌肉萎縮。長期臥床的病人就需要定期按摩，通過指壓等機械刺激促進肌肉血液循環，保持肌肉組織的健康，防止因缺乏活動導致的肌肉萎縮。

指壓後，韌帶的活動性和彈性也會增加，關節周圍的血液循環也會更加活躍，有助於消除關節滑液的停滯、淤積和關節腫脹等問題。指壓後，由於血液循環加快，所以關節局部溫度增加，有助於外傷導致關節功能障礙的恢復。

指壓也能加速靜脈血管血液回流，促進受損部位水腫的吸收。通過指壓，可以使血管擴張，進而降低了大循環中的阻力，減少心臟負擔，影響血液的重新分配，調整肌

肉和內臟血流量及儲備的分布。另外指壓可以增加氣體代謝，所以指壓對整體心肺功能都有益，進而延緩衰老。

3.2 指壓對睡眠和情緒有益

如前文提到，睡眠和情緒對衰老也至關重要。現代醫學證明對穴位的強烈刺激可以抑制大腦皮層功能，而有節奏的輕柔按摩刺激可以使 α 波增強，達到鎮靜、緩解大腦緊張和疲勞的目的[53]。另外指壓可以增加人體血清素的釋放，從而放鬆身體，促進睡眠。中醫學認為睡眠障礙的病機多為臟腑虛損、年老腎衰、腎水不足不能養心、心腎不交或陰虛久痛，以致心脾氣血受損，心神失調，神志受損，以致不能入睡。Zheng 通過研究發現，按壓神門穴、太溪穴不僅有助於降低中老年高血壓患者的收縮壓，還能有效改善睡眠品質[54]。

焦慮是機體對壓力產生的一種生理及心理反應，它可能引發情緒上的創傷或身體上的不適，是心理健康的重要影響因素。引發焦慮的因素有很多，除了工作、生活壓力，部分病患會因疾病本身、手術、物理治療等產生焦慮，有

---

53 Yu, DF. 「Science of Chinese Massage.」Shanghai: Shanghai Publishing House of Science and Technology, 1996.
54 Zheng, Li-Wei et al. 「Effect of Acupressure on Sleep Quality of Middle-Aged and Elderly Patients with Hypertension.」International Journal of Nursing Sciences, vol. 1, no. 4, 2014, pp. 334-38.

報導稱約 60% 至 70% 的成年人在手術前會出現焦慮。另外有些患者術後也會出現焦慮情況,與術後疼痛加劇、止痛藥和麻醉藥消耗增加以及住院時間延長有關。研究表明,穴位按壓對緩解焦慮具有顯著效果,尤其在住院患者和術前患者中效果更為明顯。當用手指進行按壓時,這種療法能夠顯著降低焦慮[55]。對於那些焦慮症狀明顯且血流動力學狀態穩定的患者,穴位按壓被認為是一種潛在的有效干預措施。

04 指壓的基本手勢和按摩手法

進行指壓除了認準相應的穴位,也需要根據不同的穴位改變指壓的手勢技巧和按摩手法。指壓手法變換使用可以減少手指疼痛,避免給手指帶來過大負擔。另外根據指壓部位的不同,可以選擇壓、掐、揉、補等不同方法,且力度、揉搓時間也要根據不同的病痛進行調整。

---

[55] Chen, Su-Ru et al.「Effects of Acupressure on Anxiety: A Systematic Review and Meta-Analysis.」Journal of integrative and complementary medicine, vol. 28, no. 1, 2022, pp. 25-35.

4.1 選擇正確的手勢，避免手指酸痛

常見的指壓手勢有眾多，這裡介紹一些常用並且簡單易學的手勢[56]。

單手大拇指按壓

單手大拇指按壓一般是用自己慣用手的大拇指按壓，其餘的四指握拳或向外伸展開。

雙手拇指指壓

雙手大拇指分為兩種，第一種是雙手拇指分別按壓對應部位，這種手法常用於脊柱的兩側、頭部、雙下肢及其他肌肉較為豐滿的部位。第二種是將雙手的拇指併攏，用拇指的指腹合力用於同一個指壓點，其他手指負責支撐拇指。按壓時，要保持拇指關節儘量伸直，避免手指感到疼痛。

拇指指尖指壓

對於按壓面部、手指和腳趾時，拇指彎曲用指尖按壓，其他四個手指頂住身體，保持拇指能均勻發力。

---

56 林漢強，圖解指壓療法，1979。

指關節指壓

緊握拳頭，食指關節微微凸出並進行按壓。握緊拳頭能使力道平均，可以用於按壓頸部、手臂等部位。

手肘指壓

手臂彎曲，用手肘發力進行按壓。這種方法適用於脊柱兩側較難指壓的地方。但這種手法容易用力過度，所以按壓時應該慢慢開始發力。

4.2 常見的指壓手法

常見的按壓手法有很多，包括壓、掐、揉、補等。壓法是指壓手法中最基礎的一種，通過持續的、恒定的壓力按壓特定的穴位，不斷點壓，這種手法適合大部分身體虛弱的人。掐法是用拇指指甲深掐在穴位上並稍微用力，頻頻搖動手指，適合身體強壯或有急性疾病的患者。揉法是一種用指腹或手掌在上輕輕揉按的手法。補法是指在選定的穴位上用拇指指尖稍微用力點壓的輕刺激方法，主要用於虛證。

在人體眾多的穴位中，每一個都承載著特定的健康意義。為了更好地幫助大家進行日常保健與抗衰老，接下來將介紹八個具有代表性的穴位[57]。這些穴位不僅位置明

---

57 查煒，經絡穴位按摩大全，江蘇科學技術出版社，2012。

確，易於操作，而且在促進血液循環、調節身體機能及提升免疫力方面有著顯著效果。通過瞭解和運用這八大穴位，結合前文介紹的指壓姿勢和手法，我們可以更科學地管理自身健康，將養生融入日常生活。

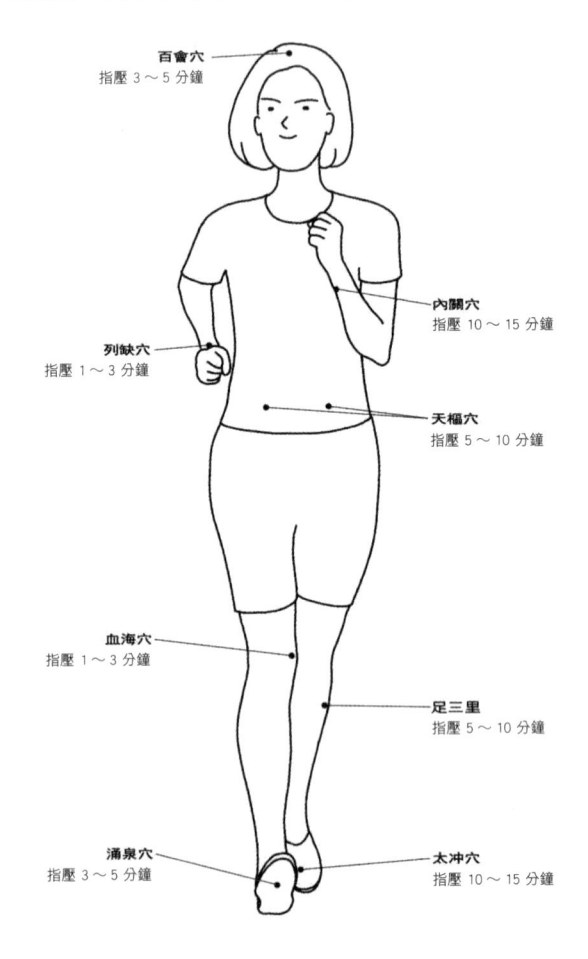

百會穴 指壓 3～5 分鐘

內關穴 指壓 10～15 分鐘

列缺穴 指壓 1～3 分鐘

天樞穴 指壓 5～10 分鐘

血海穴 指壓 1～3 分鐘

足三里 指壓 5～10 分鐘

涌泉穴 指壓 3～5 分鐘

太冲穴 指壓 10～15 分鐘

穴位 1　內關穴── 呵護心臟

心臟是人體的「泵」，負責將血液輸送到全身各個部位。心臟通過有節律的收縮和舒張，將含氧血液從左心室泵入主動脈，進而通過動脈將氧氣和營養物質輸送至全身組織和器官。同時，心臟還將靜脈中的含二氧化碳和代謝廢物的血液從右心房泵入肺部，進行氣體交換。另外心臟的泵血功能直接影響血液在血管中的壓力。通過調節心臟的收縮力和頻率，心臟能夠維持人體正常的血壓，從而保障各個組織和器官的正常功能。

內關穴有心神衛士之稱，內為內外之內，關為關隘。內關穴是手厥陰心包經的常用腧穴之一，出自《靈樞・經脈》，位於前臂掌側，腕橫紋上2寸，掌長肌腱與橈側腕屈肌腱之間。「寸」是一個用來測量穴位位置的單位，而2寸具體指的是食指、中指、無名指三指併攏的寬度。它是心包經上的重要穴位，也是八脈交會穴之一。內關穴具有寧心安神、寬胸理氣、止痛的作用。主要治療心臟病、胃病、呃逆等。具體包括心痛、心悸、胸悶、胸痛、胃痛、嘔吐、呃逆、癲癇、失眠、頭暈、偏頭痛等多種病症。此外，內關穴還是治療

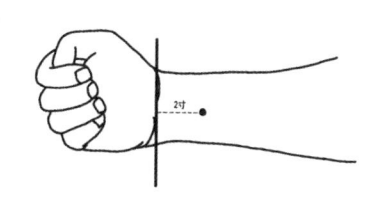

內關穴示意圖

第六章・指壓抗衰　163

心血管病的首選穴位，具有寬胸理氣、緩解胸悶症狀的作用。

按摩時先用左手拇指指尖按壓右手的內關穴 10～15 分鐘，每天 2～3 次；再用右手拇指指尖按壓左手的內關穴，兩手交替進行按壓。可以一定程度上改善風濕性心臟病、心肌炎、冠心病等。另外，除了內關穴，也可每天按摩百會穴（位於人體頭頂正中，屬於督脈）10～15 分鐘。

穴位 2　列缺穴──滋養肺臟

肺臟是人體的主要呼吸器官，負責進行氣體交換，維持體內氧氣和二氧化碳的平衡。通過吸入空氣，氧氣進入肺泡，再經過肺泡的薄壁擴散到肺毛細血管中，進入血液循環，而血液中的二氧化碳則從毛細血管進入肺泡，通過呼氣排出體外，這一過程稱為外呼吸。肺臟的這種氣體交換功能對人體至關重要，能夠為各組織和器官提供氧氣，並排除體內產生的二氧化碳。同時，肺臟還通過調節二氧化碳的排放來調節血液的酸鹼平衡，防止血液中酸性物質的積累，從而維持人體的正常代謝。

除了氣體交換功能外，肺臟還具有免疫防禦、溫度調節、排出代謝廢物和血液過濾等多種功能。肺臟通過纖毛上皮細胞和巨噬細胞的作用，捕捉和清除吸入的病原體和微粒，幫助防止感染；纖毛運動和分泌的黏液也有助於清

除吸入的異物。通過呼吸，肺臟可以在一定程度上調節體溫，尤其在運動和高溫環境中能夠散熱。

在中醫理論中，肺不僅是呼吸系統的主要器官，主氣司呼吸，通過吸入清氣、呼出濁氣，維持人體新陳代謝的正常進行，同時肺主宣發肅降，通過向上向外布散肺氣、津液等，以及向下向內清肅通降，保持呼吸道的潔淨和體內外氣體的正常交換。

此外，肺還通調水道，參與調節水液代謝，確保水液在體內的正常分布與排泄。肺協調各臟腑之間的功能活動，保持氣血運行的和諧有序。此外肺還主皮毛、開竅於鼻，與人的外在表現及內在情感緊密相連。因此，肺的健康對於維持人體整體健康具有重要意義。

列缺穴，列意為陳列、裂開；缺，則指缺口、空隙。古時稱閃電為列缺。列缺穴位於前臂橈側緣，橈骨莖突上方，腕橫紋外側緣上 1.5 寸的位置。在這個位置，可以摸到一個長長的凹陷，列缺穴就位於這個凹陷之中，形態上仿佛有一個缺口或裂隙。有個快速取穴的方法，兩手虎口自然平直交叉，一手食指按在另一手橈骨莖突上，指尖下凹陷處即列缺穴。

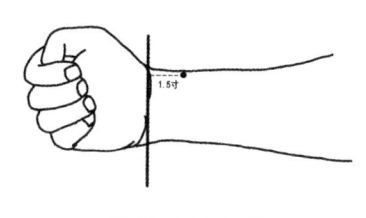

列缺穴示意圖

列缺穴主要止咳平喘、通絡止痛、利水通淋，作為肺

經的絡穴，列缺穴具有聯絡表裡兩經的作用，能夠通行表裡陰陽之氣。所以對咳嗽氣喘，偏、正頭痛，咽喉痛等有效，每天堅持用食指指腹揉按列缺穴，每次 1～3 分鐘，對於多種疾病有保健調理效果。對於肺部的養護，除了列缺穴，也可以用拇指指腹用力點按太淵穴（在腕前區，橈骨莖突與舟狀骨之間，拇長展肌腱尺側凹陷中），使之有酸脹感、並加上揉動，左右各按三分鐘，可以宣肺益氣。

穴位 3 太沖穴──養護肝臟

　　肝臟被稱為「沉默的器官」，因為它在功能受損時通常不會表現出明顯的早期症狀。即使肝臟受到較為嚴重的損害，如炎症、脂肪肝或早期肝硬化，患者可能也不會感到明顯的疼痛或不適。等到病情惡化到一定程度，症狀才開始顯現，例如黃疸、疲倦、食欲減退等。

　　肝臟本身幾乎沒有痛覺感受器，由於肝臟的血液供應豐富，神經分布相對較少，因此它即使受到損傷或發炎，也不會立即引起疼痛感。當肝臟周圍的包膜受到過度拉伸，或肝臟出現較嚴重的病變（如肝腫瘤或囊腫）時，肝包膜受壓或破裂才會引發疼痛。另外肝臟具有極強的代償功能，即使部分功能受損，肝臟依然能夠通過提高剩餘部分的工作能力來彌補功能上的缺失。

　　此外當肝臟出現病變時，患者可能不會出現明顯的疼

痛症狀。相反,他們可能會表現出腹脹、反酸、噯氣、噁心、嘔吐、上腹部不適等症狀。因此,對於肝臟疾病患者來說,定期進行體檢和肝功能檢查至關重要,以便早期發現並治療潛在的病變。另外中醫學認為「肝藏血」,人側臥則歸血於肝。因此丑時(1:00～3:00)保持熟睡對肝臟是一個良好的保護。

太沖穴,位於足背部,脈氣盛大,是肝經要穴。太意為大,沖意為重要部位。太沖穴具體位置位於足背,第1、第2蹠骨間,蹠骨底結合部前方凹陷中,或觸及動脈搏動處。此穴位具有疏肝解鬱、清瀉肝火、調補肝血、平肝瀉熱、舒肝養血、調節氣血、鎮靜止痛等多重功效。按摩時,可用食指指尖垂直向下按揉,有酸、脹感為宜。每天按摩太沖穴10～15分鐘,可以起到良好的保健作用。

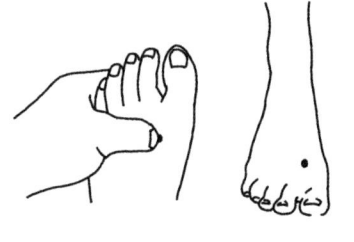

太沖穴示意圖

揉按太沖對消除焦慮也有效果,當感到煩悶、焦慮甚至想要發火的時候可以推按雙側太沖各3分鐘,進而清肝火、消除怒氣。按摩時按揉的力度要適中,不可用力過大。

穴位 4 足三里──健脾和胃

在中醫理論中，脾、胃是密切相關的兩個重要臟腑，被稱為「後天之本」。中醫認為，脾主「運化」，負責把食物的精華轉化為氣血，並輸送至全身各個部位，而胃則主「受納」和「腐熟水穀」，負責接納和初步消化食物。脾胃共同參與食物的消化和營養的吸收，形成了中醫獨特的「脾胃學說」。在這個學說中，胃主「降」，脾主「升」，升降相互協調，維持消化的平衡和順暢。脾胃功能失調會導致消化不良、腹脹、食欲不振、疲倦乏力等症狀。脾在中醫中還有「統攝血液」的功能，脾胃功能失常還可能影響氣血的生成，導致氣血不足。

但是從現代角度來看，胃是消化系統的一個關鍵器官，主要作用是接收、儲存並初步消化食物。胃通過分泌胃酸和消化酶，如胃蛋白酶，對蛋白質進行初步的分解。此外，胃的蠕動功能幫助將食物混合和研磨成糊狀，並逐步推送至小腸進行進一步的消化和吸收。胃的健康對於整個消化過程至關重要，胃酸和酶的分泌不足可能導致消化不良和營養吸收障礙。脾為血液過濾和免疫系統的重要器官，作用集中在清除衰老的紅細胞、調節血液中的血細胞平衡、儲存血液和產生免疫細胞。脾在調節免疫反應和清除病原體方面也扮演著關鍵角色。

足三里穴也被稱為「天然營養補品」，足指下肢，三里指三寸。足三里位於小腿外側，犢鼻下3寸，距脛骨前凸外一橫指處。簡單來說就是膝蓋外側凹陷下四個橫指寬的位置。

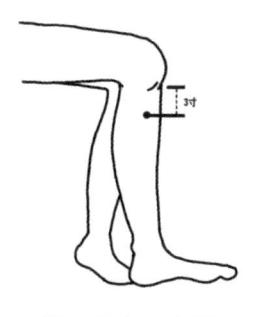

足三里穴示意圖

足三里是胃經的重要穴位，具有健脾和胃、通經活絡、理氣降逆的功效。適當按摩或艾灸足三里，能夠促進胃腸蠕動，增強消化液分泌，有效緩解胃痛、胃脹、消化不良等症狀。足三里是一個功效豐富的穴位，經常刺激足三里可以增強機體免疫力，提高抗病能力，預防感冒和其他疾病。足三里可以益氣養血，改善氣血不足、貧血等症狀。同時，還能促進血液循環，改善微循環，為全身各部位提供充足的營養和氧氣。足三里可以通經活絡，對於頭痛、牙痛、膝關節疼痛等各種疼痛有緩解作用。

用中指或拇指按壓足三里，每次按摩時間一般為 5～10 分鐘，每分鐘按壓 15～20 次，不宜過長，以免導致局部皮膚紅腫、破潰等。長期堅持，可以使人精神煥發，精力充沛。

穴位 5　湧泉穴——補腎強體

中醫認為腎臟是「先天之本」，被視為人體生命活動的根源，具有儲藏精氣、主水、主納氣等多種功能。腎主「藏精」，精氣在中醫理論中不僅指代生殖能力，還包含人體的生長、發育、繁殖和衰老等生命活動。腎精的充足與否直接影響人體的健康狀況，是維持生命活力的關鍵。腎精不足會導致發育遲緩、早衰、性功能下降等問題。

此外，腎在中醫中還具有「主水」功能。腎臟調節體內水液代謝，掌管人體水分的生成、分布和排泄。腎的水液調節功能關係到全身各臟腑的濕潤和氣化，是維持機體內環境平衡的重要環節。同時，腎臟還有「主納氣」的功能，即幫助吸入的氣向下歸納，輔助呼吸功能的正常進行。腎虛則可能出現呼吸急促、氣喘等症狀。中醫強調，腎臟的功能強弱直接關係到人體的生長、發育、衰老和生殖能力。而在現代醫學中則認為腎臟是人體重要的排泄和調節器官，具有過濾血液、調節水鹽平衡、維持酸鹼平衡、調節血壓和內分泌功能等作用。

湧泉穴是足少陰腎經的起始穴位，於足底部，採取仰臥位或坐位，將腳趾蜷起，可以看到足心處有一明顯的凹陷，即為湧泉穴。按摩或刺激湧泉穴 3～5 分鐘可以將精氣運輸到身體的各個部位，從而起到強身健體、固本扶正

的作用。這對於改善腎虛、腰膝酸軟等症狀有顯著效果。經常按摩湧泉穴可以使整個足底發熱，補腎健身，改善疲乏無力等。

湧泉穴還具有瀉熱的作用，能夠調和體內陰陽，緩解燥熱症狀。這對於陰虛火旺、內火旺盛引起的眩暈、頭痛、咽喉腫痛等症狀有一定的改善效果。對於長時間站立或行走導致的足部肌肉疲勞、疼痛等症狀，按摩湧泉穴可以起到舒筋活絡的作用，緩解疲勞感，使身體得到放鬆和恢復。

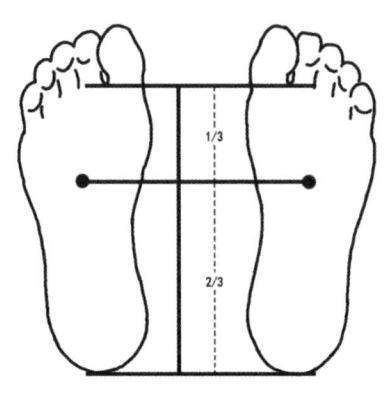

湧泉穴示意圖

穴位 6 百會穴——健腦助眠

百會穴位於人體的最高點，是陽氣彙集之所。百即為多，會為交會，百會穴是足三陽經、肝經和督脈等交會之處。百會穴位於頭部，在頭頂正中線與兩耳尖連線的交點處，即頭部正中線與兩個耳尖聯線的交點處。從前發際線正中直上 5 寸處，可以找到百會穴。對於治療頭痛、眩暈、耳鳴、鼻塞等頭部疾病有顯著療效。通過按摩或針灸百會穴，可以促進頭部血液循環，緩解頭痛、眩暈等症狀。

通過按摩百會穴，可以提升體內的陽氣，有助於治療因陽氣不足引起的各種疾病，如胃下垂、脫肛、子宮脫垂等。百會穴具有鎮靜安神、醒腦開竅的作用。對於因各種原因導致的神志不清、昏迷、暈厥等症狀，按摩或針灸百會穴可以促使其清醒，恢復神志。由於百會穴所屬的督脈與各條經脈相交匯，具有通調經脈、調節氣血的作用。通過按摩可以促進血液循環，改善氣血運行不暢引起的各種症狀。

按摩百會穴能夠調節大腦神經功能，緩解緊張情緒，從而改善睡眠品質，對失眠、多夢等症狀有一定的緩解作用。通過對百會穴的按摩，還可以消除頭部疲勞，提高工作效率，適用於長時間用腦、精神壓力大的人群。最後通過刺激百會穴，可以改善腦部血液循環，增強記憶力，延緩大腦衰老。兩手中指疊壓，按百會穴3～5分鐘，堅持按壓能開慧增智，有助於延緩衰老。

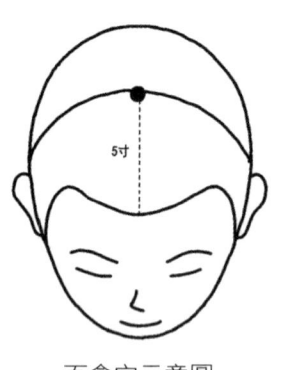

百會穴示意圖

穴位7 天樞穴——腸道護理

腸道是人體消化系統的重要組成部分，分為小腸和大

腸，承擔著多種關鍵功效。腸道的首要功能是消化與吸收，它能夠將食物進行混合、分解、消化，並吸收其中的營養物質如碳水化合物、脂肪和蛋白質，同時將食物中的水分吸收利用。這一過程主要在小腸中完成，它是人體重要的營養吸收器官。

腸道也具有重要的免疫功能。腸道內有著大量的微生物菌群，它們對人體有益，能夠分解食物、合成維生素等。腸黏膜上分布著大量的免疫細胞，能夠抵禦微生物的侵入，維持腸道正常的內環境。腸道是人體最大的免疫器官，能夠產生大量的抵抗力。

腸道還具有排泄功能，將消化食物中的未被吸收的殘餘物質形成糞便，通過排便排出體外。大腸是糞便的處理器官，它接受小腸消化吸收後的食物殘渣，再吸收其中多餘的水分，並形成糞便排出體外。

除此之外，腸道還具有情緒調節、內分泌調節和屏障功能等作用。腸道被稱為人體的「第二大腦」，能夠自主判斷並向身體發號施令，同時分泌多種激素和神經遞質參與人體的內分泌調節。腸道還能夠抵擋一部分細菌進入體內，預防疾病的發生。所以日常養護腸道也必不可少。

天樞穴，天為天空，樞為樞紐。肚臍上方為天屬陽，肚臍下方為地屬陰。而天樞穴位與肚臍水平，在正中線旁2寸處，猶如天地的樞紐。天樞穴具有理氣調暢，調經止

痛的作用，可以治療腹脹腸鳴、腹瀉不止、痢疾和便秘問題。

很多年長者容易出現便秘問題，因為其腸胃蠕動能力變差，導致食物殘渣在腸道內停留時間延長，水分被過度吸收，從而引起便秘。另外年長者腸道神經系統敏感性降低，對排便反射的調控能力減弱，也是導致便秘的原因之一。此時可以用拇指指腹按壓天樞穴，力度適中，每次按壓5～10分鐘，按照順時針方向進行按壓和揉搓，以促進腸道蠕動，從而緩解便秘現象。另外仰臥用食指和中指按揉天樞穴2分鐘，可以緩解消化不良、胃脹、腹瀉和腹痛問題。

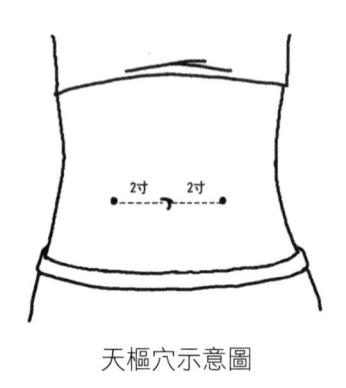

天樞穴示意圖

穴位 8 血海穴——活血通絡

血液在人體中扮演多種重要作用。血液通過循環系統，將氧氣從肺部輸送到全身各個組織細胞，同時將從消化系統吸收的營養物質（如葡萄糖、氨基酸、脂肪酸、維生素和礦物質等）也運輸到這些細胞，以滿足它們進行正常代謝和功能活動的需求。血液還將細胞代謝產生的廢物（如二氧化碳、尿素、肌酐等）運送到肺、腎等排泄器官，

以便排出體外,從而維持身體的代謝平衡。

除了為各大器官提供營養,血液中含有白細胞、抗體、補體等免疫成分,能夠抵禦病原體(如病毒、細菌等)的入侵和感染,保護身體免受疾病的侵害。

中醫認為血液主要由營氣和津液組成,這兩者均來源於飲食,經脾胃消化吸收後生成水穀精微,進而化生為血,因此,脾胃被視為氣血生化之源。而血液的正常運行依賴於氣和陽的推動、溫煦和固攝作用,心臟搏動是推動血液運行的基本動力。肺主氣,能輔心行血,並宣發布散至全身。脾主統血、肝主疏泄和藏血等功能,也是保證血液正常運行的重要因素。

血海穴位於股前區,髕底內側端上方 2 寸。血為氣血的血,海為海洋。血海穴對多種「血」症有益,猶如聚溢血重歸於海。血海穴是脾經之穴,具有祛瘀血、生新血之功能,可以調經統血,健脾化濕。對腹脹、月經不調、痛經、貧血等有一定治療效果。女性讀者可以每天早晚用拇指指尖按揉血海穴,每次 1～3 分鐘,可以使肌膚細膩紅潤有光澤。

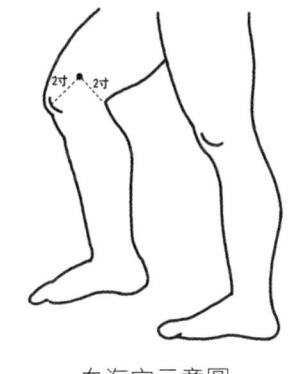

血海穴示意圖

有益於氣血的穴位還有前文介紹的足三里(前文已介

紹）和三陰交穴。三陰交位於腳踝內側，內踝尖上 3 寸，脛骨內側緣後際，是肝、脾、腎三經的交會穴，功善補益氣血。但是按壓穴位只能作為輔助手段，對於嚴重的氣血不足症狀建議及時就醫。同時，保持良好的生活習慣和飲食習慣也是養氣血的重要方面。

第七章

打造自己的抗衰日記

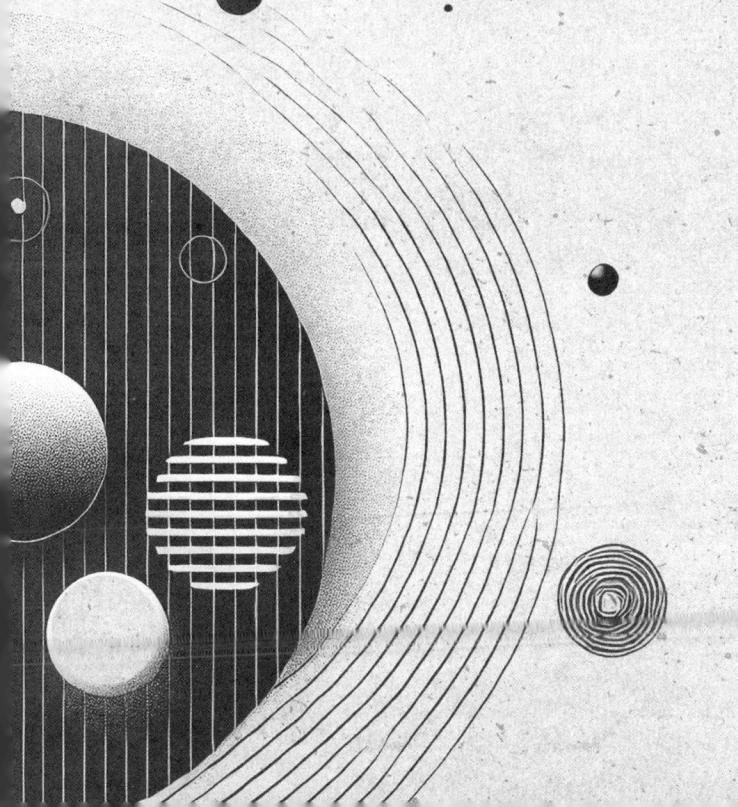

在快節奏的現代生活中，每個人都應對繁忙的工作和生活壓力，有些人報復性熬夜，有些人通過甜食、暴飲暴食舒緩壓力，完全忽略了健康生活的重要性，抗衰好像是那個永遠不著急的「待辦事項」，甚至略帶一些神秘色彩。但抗衰並不是一項艱巨的任務，而是我們每個人都能觸手可及的日常選擇。前面的章節裡，我們已經詳細探討了飲食、運動、睡眠、情緒管理和指壓療法這五大抗衰寶典。但光知道還不夠，關鍵是行動起來，讓這些好方法真正成為我們生活的一部分。這一章，就是要幫你把這些抗衰策略「落地」，讓它們融入你的每一天裡。

想像一下，早上醒來，做個簡單的拉伸，用晨光喚醒身體；工作時，利用小憩時間做點輕鬆的運動，讓緊繃的身體放鬆下來；晚上回家，準備一頓營養均衡的晚餐，再花幾分鐘進行感恩練習，讓心靈也得到滋養。

不僅如此，無論是你的「主戰場」是溫馨的家庭還是忙碌的辦公室，都可以從上述寶典中選擇合適的抗衰方法，讓你無論處在什麼生活狀態，都能輕鬆實踐抗衰計畫。此外我們還會教你如何記錄自己的抗衰行動，讓每一步努力都留下痕跡。這樣，你就能清楚地看到自己的進步，也能根據實際情況調整策略，讓抗衰之路更加順暢。

所以，別再把抗衰老想得太複雜。跟著這一章的內容，一步步實踐，你會發現，原來抗衰真的可以很簡單，

很日常。讓我們一起，把抗衰融入生活，享受健康帶來的美好與自信吧！

01 日常實踐：多種方法如何選擇

在前面的章節中，本書詳盡地列舉了七大飲食抗衰策略、六種運動抗衰技巧、七項睡眠抗衰秘訣、六種情緒管理抗衰法，以及八個指壓抗衰的有效穴位。面對如此豐富多樣的抗衰方法，你在日常實踐中可能會感到無所適從。

為了幫助大家更精準地挑選出適合自己的抗衰方案，本書在撰寫階段進行了深入的調查研究工作，累計收集了1,095份關於抗衰喜好度的有效問卷，通過設置多選題讓調查研究對象投出自己更為喜歡或能應用於實踐的抗衰方法。通過這些多選題，我們系統地分析了大眾在抗衰方面的真實喜好、習慣及需求，以便為每位讀者抗衰參考。

為了便於統計調查研究結果且方便讀者參考，1,095位參與者被清晰地劃分為兩大群體：打卡族與自由族。打卡族，顧名思義，就是那些有著固定出勤需求，需要每天按時到學校、辦公地點打卡簽到的人，他們包括了學生、上班族、工人以及醫護人員等。而另一邊的自由族，則是指那些時間安排相對靈活，不受嚴格打卡制度約束的人群，比如自由職業者、個體經營者、全職在家的家庭主婦

或丈夫，以及退休的人員等。這樣的分類，讓我們能更直觀地理解不同生活節奏下人們的抗衰需求和偏好。

本次調查研究共涉及 1,095 位參與者，男士 498 位、女士 597 位。打卡族總計 687 人，包括 318 位男士和 369 位女士，他們的年齡均在 60 歲以下（含 60 歲），且主要集中在 30 歲至 50 歲這一年齡段。另一方面，自由族共有 408 人，由 180 位男士和 228 位女士組成，他們的年齡起點是 26 歲（含 26 歲），並且主要集中在 50 歲以上的年齡段。這樣的分類和描述，為我們提供了關於不同群體特徵的清晰概覽。

1.1 飲食方法票選結果

在飲食方面，生酮飲食法（51.69%）的得票率位居整體榜首，其後是彩虹飲食法（47.76%）、第四餐（44.84%）以及 168 間歇性斷食法（41.64%）。從族群分類來看，打卡族的飲食喜好排名與整體排名保持一致。而在自由族中，雖然前三名的喜好與整體及打卡族相同，但地中海飲食法佔據了第四名的位置，其受歡迎程度略高於 168 間歇性斷食法。這一差異體現了不同生活模式下人群的飲食偏好差異，可能由於打卡組時間相對穩定，所以 168 間歇性斷食法更容易周期性執行。

飲食抗衰方法得票統計

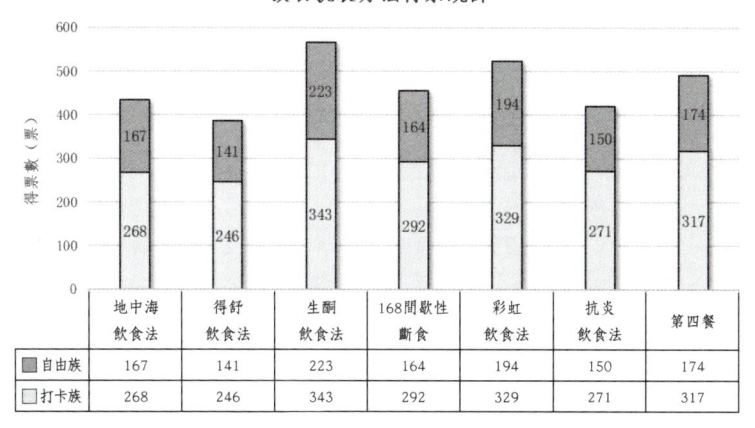

	地中海飲食法	得舒飲食法	生酮飲食法	168間歇性斷食	彩虹飲食法	抗炎飲食法	第四餐
自由族	167	141	223	164	194	150	174
打卡族	268	246	343	292	329	271	317

1.2 運動方法票選結果

在運動方面，超慢跑（60%）的得票率領先，緊隨其後的是拉伸練習（56.71%）和 MAF 訓練法（54.7%），三者得票率相近，分別代表了有氧、拉伸與力量等不同訓練維度。值得注意的是，無論是打卡族還是自由族，他們的偏好排名均與整體結果保持一致。

運動抗衰方法得票統計

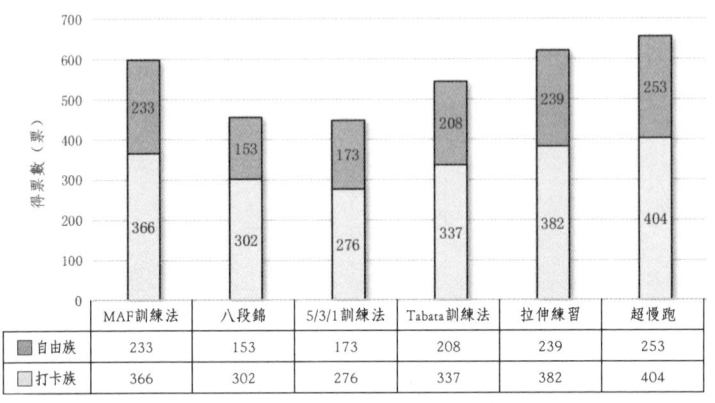

	MAF訓練法	八段錦	5/3/1訓練法	Tabata訓練法	拉伸練習	超慢跑
■ 自由族	233	153	173	208	239	253
□ 打卡族	366	302	276	337	382	404

1.3 睡眠方法票選結果

在七種睡眠方法中,睡眠衛生管理(53.7%)的得票率位居榜首。緊隨其後的是冥想管理(48.31%)、助眠產品(47.95%)以及生物鐘管理(41.92%),前三位得票率相對接近。值得注意的是,無論是打卡族還是自由族,睡眠衛生管理均穩居首位,顯示出其廣泛的認可度。然而,在後續排名上,兩族群體呈現出顯著差異:打卡族中,助眠產品以微弱優勢超越冥想管理,位居第二,冥想管理緊隨其後,位列第三,而生物鐘管理則排在第四;相比之下,自由族中,嗅聽覺管理法排在第四名。睡眠衛生可能因為更容易調整且易實現,所以得票數最高,而生物鐘管理受到工作或生活節奏影響,所以雖然容易實現,但不易調整。

睡眠抗衰方法得票統計

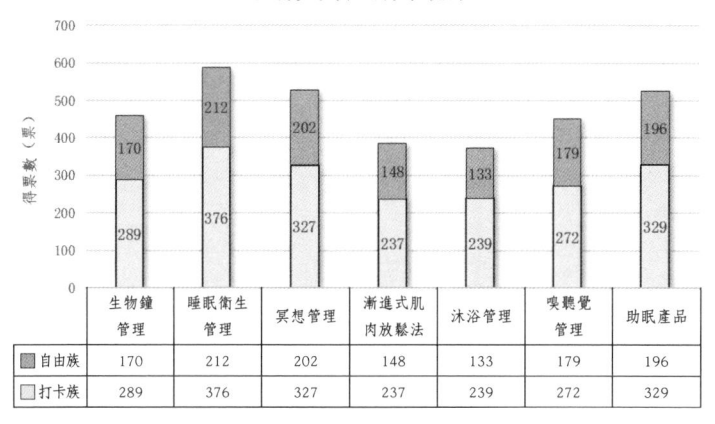

	生物鐘管理	睡眠衛生管理	冥想管理	漸進式肌肉放鬆法	沐浴管理	嗅聽覺管理	助眠產品
自由族	170	212	202	148	133	179	196
打卡族	289	376	327	237	239	272	329

1.4 情緒方法票選結果

在情緒管理方面，整體趨勢與兩大群體的表現相吻合，其中，感恩練習（61.4%）獲得了最高的得票率，位居首位；緊隨其後的是情緒急救（57.5%）和正念練習（54.5%）。這表明，不同族群的調查研究對象面臨情緒挑戰時，他們傾向於採用相似的方法來應對，顯示出一致性。

情緒抗衰方法得票統計

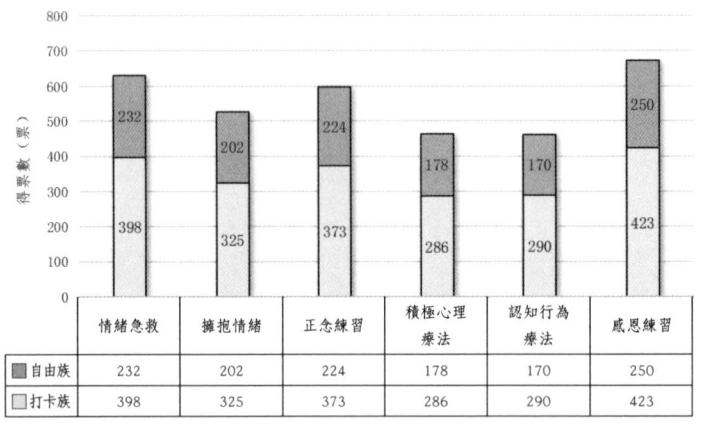

	情緒急救	擁抱情緒	正念練習	積極心理療法	認知行為療法	感恩練習
■自由族	232	202	224	178	170	250
□打卡族	398	325	373	286	290	423

1.5 指壓穴位票選結果

整體來看，列缺穴（45.48%）的得票率獨佔鰲頭，緊隨其後的是足三里穴（44.5%），差距甚微；血海穴（39.9%）與湧泉穴（36.7%）則分別位列第三和第四。值得注意的是，太沖穴僅以一票之差惜居第五。在打卡族中，前四名的穴位選擇與整體情況完全一致；而在自由族中，前三名同樣與整體保持一致，但太沖穴憑藉微弱優勢超越了湧泉穴，躍居至第四位。列缺、足三里、血海等穴位可能是因為與氣血有關，有助於消除疲勞、養護心肺，所以更受歡迎。

指壓穴位得票統計

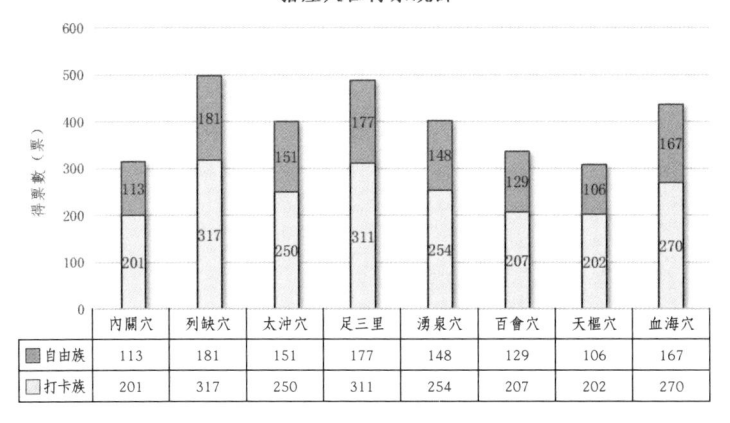

	內關穴	列缺穴	太沖穴	足三里	湧泉穴	百會穴	天樞穴	血海穴
■ 自由族	113	181	151	177	148	129	106	167
□ 打卡族	201	317	250	311	254	207	202	270

1.6 不同性別和年齡的選擇

前面的幾節主要從生活形態進行分析，後續我們將性別和年齡進行多維度分析。

性別維度

本次調查研究中，男士 498 位、女士 597 位，兩者在飲食抗衰和運動抗衰兩個維度表現出一致性，得票排名完全一樣。飲食抗衰中，生酮飲食法和彩虹飲食法得票前兩名。運動方面，超慢跑和拉伸練習排名前二。

睡眠方面，不同方式的得票率排名略有不同，但是男士和女士中得票最高的都是睡眠衛生，而男士中第二位是冥想練習，而女士是助眠產品。情緒方面，感恩練習和情

緒急救排名前二，男女表現一致，其他方法排名相對靠後，且男女表現差異不大。指壓穴位中，排名靠前的兩大穴位分別是列缺穴和足三里，但男士中列缺穴居首，女士首位則是足三里。表明調查研究對象優選的抗衰方法與性別相關性不明顯。

年齡維度

我們將年齡分為 30 歲及以下（248 位）、30～49 歲（394 位）和 50 歲及以上（453 位）人群分別進行分析。我們發現三個不同年齡段的調查研究對象表現差異相對大。飲食方面，30 歲以下人群更喜歡彩虹飲食法，其次是生酮飲食法和第四餐；30～49 歲人群傾向於生酮飲食、第四餐和彩虹飲食；50 歲以上人群偏好生酮飲食、得舒飲食和第四餐。50 歲以上的飲食抗衰法的偏好於其他 2 個年齡段有差異可能是 50 歲以上有輕微的基礎疾病，所以具有防控高血壓作用的得舒飲食排名明顯提升。

運動方面，3 個年齡段的表現極為相似，超慢跑、拉伸練習和 MAF 訓練法在三個年齡段均獲得喜好度前三名，表明各個年齡段的運動喜好度一致，偏向於有氧運動和拉伸運動。睡眠方面，睡眠衛生管理在 3 個年齡段中均喜好度第一，其他排名不同年齡段表現不同。30 歲以下人群還會選擇助眠產品和嗅聽覺管理幫助睡眠，30～49 歲和 50

歲以上人群則都選擇了冥想管理和助眠產品。這可能是因為30歲以下人群對冥想管理接受度相對低有關。

情緒方面，感恩練習在3個年齡段中均喜好度第一，其次是情緒急救和正念練習，但不同年齡段中情緒急救和正念練習的排名略有差異，但得票率差距微小。指壓方面，3個年齡段喜好排名差異相對明顯，30歲以下人群喜好度前三位的是列缺穴、足三里和太沖穴；30～49歲人群傾向於足三里、列缺穴和血海穴；50歲以上人群偏好列缺穴、血海穴和足三里，這可能與不同年齡段身體狀態不同有關。

02 記錄抗衰日記——LAI 記錄表

前文中共26種抗衰方法以及8個抗衰穴位，同時深入分析了不同維度人群對這些策略的個性化偏好。至此，每位讀者都已能夠根據自身的實際情況，結合我們的調查研究成果，遴選出最適合自己的抗衰方法。但知道方法只是開始，關鍵在於怎樣把這些好方法融入我們的日常生活裡，並且堅持下去。

我們提出了一個實用的概念，生活抗衰指數（LAI，Lifestyle Anti-aging Index），記錄每天自己的抗衰生活，然後打分、計算得分，可以清晰地看到自己的進步，也能及時

發現並調整不適合自己的方法,逐漸形成自己獨家的抗衰日記。接下來,我們就來聊聊怎麼通過填寫 LAI 記錄表,讓它成為我們抗衰老路上的好幫手,讓美麗和健康成為我們生活的常態。

2.1 如何使用 LAI 記錄表

為了全面而細緻地記錄自己每日所採取的抗衰行動,本書特別設計了一份詳盡的 LAI 抗衰日記記錄表。這份記錄表涵蓋本書中之前提到的所有飲食、運動、睡眠、情緒和指壓等方法。每當我們在一天中實踐了某一項抗衰老措施,就可以在記錄表上對應該專案的位置打上一個勾,並因此獲得 1 分的積分。

隨著夜晚的降臨,一天的抗衰行動也告一段落。通過回顧記錄表,根據上面密密麻麻的打鉤數量計算出當日的 LAI 分值。這個分值,不僅是對我們每日抗衰努力的一種量化體現,更是激勵我們持續、積極地投入抗衰生活中的動力源泉。LAI 分值越高,就意味著我們在這一天裡運用了更多樣化的抗衰方法,將抗衰的理念融入生活的每一個細微之處,從而讓我們的抗衰之路走得更加堅實可查。

LAI 記錄表

（每打一個勾，可獲得 1 個積分）

	星期一		星期二		星期三	
	內容	積分	內容	積分	內容	積分
飲食	☐ 地中海飲食法 ☐ 得舒飲食法 ☐ 生酮飲食法 ☐ 168間歇性斷食 ☐ 彩虹飲食法 ☐ 抗炎飲食法 ☐ 第四餐 ☐ 其他健康飲食法		☐ 地中海飲食法 ☐ 得舒飲食法 ☐ 生酮飲食法 ☐ 168間歇性斷食 ☐ 彩虹飲食法 ☐ 抗炎飲食法 ☐ 第四餐 ☐ 其他健康飲食法		☐ 地中海飲食法 ☐ 得舒飲食法 ☐ 生酮飲食法 ☐ 168間歇性斷食 ☐ 彩虹飲食法 ☐ 抗炎飲食法 ☐ 第四餐 ☐ 其他健康飲食法	
運動	☐ MAF訓練法 ☐ 八段錦 ☐ 5/3/1訓練法 ☐ Tabata運動法 ☐ 拉伸練習 ☐ 超慢跑 ☐ 其他運動法		☐ MAF訓練法 ☐ 八段錦 ☐ 5/3/1訓練法 ☐ Tabata運動法 ☐ 拉伸練習 ☐ 超慢跑 ☐ 其他運動法		☐ MAF訓練法 ☐ 八段錦 ☐ 5/3/1訓練法 ☐ Tabata運動法 ☐ 拉伸練習 ☐ 超慢跑 ☐ 其他運動法	
睡眠	☐ 生物鐘管理 ☐ 睡眠衛生管理 ☐ 冥想管理 ☐ 漸進式肌肉放鬆法 ☐ 沐浴管理 ☐ 嗅聽覺管理 ☐ 助眠產品 ☐ 其他助眠方法		☐ 生物鐘管理 ☐ 睡眠衛生管理 ☐ 冥想管理 ☐ 漸進式肌肉放鬆法 ☐ 沐浴管理 ☐ 嗅聽覺管理 ☐ 助眠產品 ☐ 其他助眠方法		☐ 生物鐘管理 ☐ 睡眠衛生管理 ☐ 冥想管理 ☐ 漸進式肌肉放鬆法 ☐ 沐浴管理 ☐ 嗅聽覺管理 ☐ 助眠產品 ☐ 其他助眠方法	
情緒	☐ 情緒急救 ☐ 擁抱情緒 ☐ 正念練習 ☐ 積極心理療法 ☐ 認知行為療法 ☐ 感恩練習 ☐ 其他情緒梳理方法		☐ 情緒急救 ☐ 擁抱情緒 ☐ 正念練習 ☐ 積極心理療法 ☐ 認知行為療法 ☐ 感恩練習 ☐ 其他情緒梳理方法		☐ 情緒急救 ☐ 擁抱情緒 ☐ 正念練習 ☐ 積極心理療法 ☐ 認知行為療法 ☐ 感恩練習 ☐ 其他情緒梳理方法	
指壓	☐ 內關穴 ☐ 列缺穴 ☐ 太沖穴 ☐ 足三里 ☐ 湧泉穴 ☐ 百會穴 ☐ 天樞穴 ☐ 血海穴 ☐ 其他穴		☐ 內關穴 ☐ 列缺穴 ☐ 太沖穴 ☐ 足三里 ☐ 湧泉穴 ☐ 百會穴 ☐ 天樞穴 ☐ 血海穴 ☐ 其他穴		☐ 內關穴 ☐ 列缺穴 ☐ 太沖穴 ☐ 足三里 ☐ 湧泉穴 ☐ 百會穴 ☐ 天樞穴 ☐ 血海穴 ☐ 其他穴	
LAI總積分						

第七章・打造自己的抗衰日記

星期四		星期五		星期六		星期日	
內容	積分	內容	積分	內容	積分	內容	積分
□ 地中海飲食法 □ 得舒飲食法 □ 生酮飲食法 □ 168間歇性斷食 □ 彩虹飲食法 □ 抗炎飲食法 □ 第四餐 □ 其他健康飲食法		□ 地中海飲食法 □ 得舒飲食法 □ 生酮飲食法 □ 168間歇性斷食 □ 彩虹飲食法 □ 抗炎飲食法 □ 第四餐 □ 其他健康飲食法		□ 地中海飲食法 □ 得舒飲食法 □ 生酮飲食法 □ 168間歇性斷食 □ 彩虹飲食法 □ 抗炎飲食法 □ 第四餐 □ 其他健康飲食法		□ 地中海飲食法 □ 得舒飲食法 □ 生酮飲食法 □ 168間歇性斷食 □ 彩虹飲食法 □ 抗炎飲食法 □ 第四餐 □ 其他健康飲食法	
□ MAF訓練法 □ 八段錦 □ 5/3/1訓練法 □ Tabata運動法 □ 拉伸練習 □ 超慢跑 □ 其他運動法		□ MAF訓練法 □ 八段錦 □ 5/3/1訓練法 □ Tabata運動法 □ 拉伸練習 □ 超慢跑 □ 其他運動法		□ MAF訓練法 □ 八段錦 □ 5/3/1訓練法 □ Tabata運動法 □ 拉伸練習 □ 超慢跑 □ 其他運動法		□ MAF訓練法 □ 八段錦 □ 5/3/1訓練法 □ Tabata運動法 □ 拉伸練習 □ 超慢跑 □ 其他運動法	
□ 生物鐘管理 □ 睡眠衛生管理 □ 冥想管理 □ 漸進式肌肉放鬆法 □ 沐浴管理 □ 嗅聽覺管理 □ 助眠產品 □ 其他助眠方法		□ 生物鐘管理 □ 睡眠衛生管理 □ 冥想管理 □ 漸進式肌肉放鬆法 □ 沐浴管理 □ 嗅聽覺管理 □ 助眠產品 □ 其他助眠方法		□ 生物鐘管理 □ 睡眠衛生管理 □ 冥想管理 □ 漸進式肌肉放鬆法 □ 沐浴管理 □ 嗅聽覺管理 □ 助眠產品 □ 其他助眠方法		□ 生物鐘管理 □ 睡眠衛生管理 □ 冥想管理 □ 漸進式肌肉放鬆法 □ 沐浴管理 □ 嗅聽覺管理 □ 助眠產品 □ 其他助眠方法	
□ 情緒急救 □ 擁抱情緒 □ 正念練習 □ 積極心理療法 □ 認知行為療法 □ 感恩練習 □ 其他情緒梳理方法		□ 情緒急救 □ 擁抱情緒 □ 正念練習 □ 積極心理療法 □ 認知行為療法 □ 感恩練習 □ 其他情緒梳理方法		□ 情緒急救 □ 擁抱情緒 □ 正念練習 □ 積極心理療法 □ 認知行為療法 □ 感恩練習 □ 其他情緒梳理方法		□ 情緒急救 □ 擁抱情緒 □ 正念練習 □ 積極心理療法 □ 認知行為療法 □ 感恩練習 □ 其他情緒梳理方法	
□ 內關穴 □ 列缺穴 □ 太沖穴 □ 足三里 □ 湧泉穴 □ 百會穴 □ 天樞穴 □ 血海穴 □ 其他穴		□ 內關穴 □ 列缺穴 □ 太沖穴 □ 足三里 □ 湧泉穴 □ 百會穴 □ 天樞穴 □ 血海穴 □ 其他穴		□ 內關穴 □ 列缺穴 □ 太沖穴 □ 足三里 □ 湧泉穴 □ 百會穴 □ 天樞穴 □ 血海穴 □ 其他穴		□ 內關穴 □ 列缺穴 □ 太沖穴 □ 足三里 □ 湧泉穴 □ 百會穴 □ 天樞穴 □ 血海穴 □ 其他穴	

通過堅持每日詳盡地記錄自己的抗衰行為，讀者能夠根據自身實施的抗衰方法精準計算並獲取個人的LAI。自記錄伊始，通過細緻比對LAI的起伏波動便能直觀地洞察自身抗衰習慣的堅持成效，依據LAI的動態變化，讀者可有的放矢地規劃接下來一周的抗衰策略，持續強化生活模式，從而在追求抗衰的征途上，穩健而高效地踏出每一步。

在收集並分析了1,095份調查研究數據的基礎上，我們精心挑選了3位具有代表性的例子，對其進行跟蹤記錄與觀察。通過這3位的生活實錄，希望為大家提供一個生動、具體的參考框架，幫助大家更深刻地理解如何在實際生活中有效實施抗衰策略，並靈活運用LAI記錄表來監測與優化這一過程。

2.2 抗衰生活實例

小A的抗衰紀錄

小A，30歲出頭，是一位在城市獨自奮鬥的白領女性。她的日常生活遵循著朝九晚五的節奏，儘管工作壓力時有發生，但她的生活依然多彩多姿。

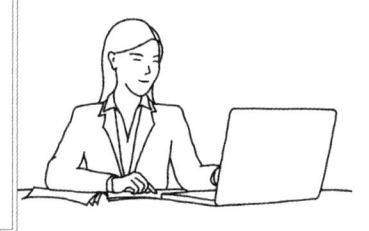

雖然婚姻尚未在她的規劃之中，但與男友每周末的約會和娛樂活動為她的生活增添了無限樂趣。邁入 30 歲後，小 A 逐漸感受到體力和注意力的下滑，這讓她意識到自己正在步入新的年齡階段。為了對抗衰老，她開始記錄 LAI 抗衰日記，以此激勵自己養成日常的抗衰習慣。

周一時，面對繁重的工作，小 A 會特別注重體力和營養的補充。她採用彩虹飲食法搭配簡單的八段錦來增強體質，工作間隙還會按壓足三里、百會穴等穴位，既作為短暫的休息，也能促進血液循環，提升注意力。睡前，她會精心營造舒適的睡眠環境，戴上眼罩，播放白噪音，並在心中回顧一天中的美好時刻。隨後，在「LAI 抗衰日記」上標記當天完成的抗衰方法，計算 LAI 值，然後沉浸在一夜好夢中。其他工作日的大致安排與周一相似，但遇到工作挫折或情緒波動時，她會及時接納並調整自己的情緒，進行「情緒急救」，避免負面情緒積累。晚上，一個溫水澡成為她釋放壓力、預防情緒性失眠的良方。

到了周末，小 A 的時間更加靈活。周六，她和男友一起積極參與多種抗衰運動，確保自己充滿活力。而周日，儘管偶爾會有些慵懶，她至少會保證充足的睡眠和進行指壓管理。除了記錄抗衰日記，她也會通過記錄表追蹤 LAI 值的變化，確保自己的抗衰生活保持在高效狀態。記錄表可以記錄自己的 LAI 值的變化波動，方便周期性地回溯自

己的抗衰習慣。

　　小 A 製作記錄表來跟蹤 LAI 值其實很簡單：每天記錄下自己的 LAI 值，並對應日期輸入表格中。之後將其生成一個折線圖，這樣你就能直觀地看到一段時間內抗衰習慣的堅持情況，並做出及時調整。

小 A 的 LAI 曲線

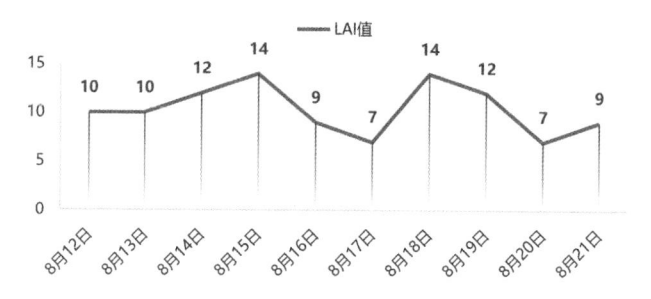

日期	8月12日	8月13日	8月14日	8月15日	8月16日	8月17日	8月18日	8月19日	8月20日	8月21日
LAI值	10	10	12	14	9	7	14	12	7	9

小 A 的 LAI 記錄表

		星期一		星期二		星期三	
		內容	積分	內容	積分	內容	積分
飲食		☐ 地中海飲食法 ☐ 得舒飲食法 ☐ 生酮飲食法 ☐ 168間歇性斷食 ☑ 彩虹飲食法 ☐ 抗炎飲食法 ☐ 第四餐 ☐ 其他健康飲食法	1	☐ 地中海飲食法 ☐ 得舒飲食法 ☐ 生酮飲食法 ☐ 168間歇性斷食 ☑ 彩虹飲食法 ☐ 抗炎飲食法 ☐ 第四餐 ☐ 其他健康飲食法	1	☐ 地中海飲食法 ☐ 得舒飲食法 ☐ 生酮飲食法 ☐ 168間歇性斷食 ☑ 彩虹飲食法 ☐ 抗炎飲食法 ☐ 第四餐 ☐ 其他健康飲食法	1
運動		☐ MAF訓練法 ☑ 八段錦 ☐ 5/3/1訓練法 ☐ Tabata運動法 ☐ 拉伸練習 ☐ 超慢跑 ☐ 其他運動法	1	☐ MAF訓練法 ☐ 八段錦 ☐ 5/3/1訓練法 ☑ Tabata運動法 ☐ 拉伸練習 ☐ 超慢跑 ☐ 其他運動法	1	☐ MAF訓練法 ☐ 八段錦 ☐ 5/3/1訓練法 ☐ Tabata運動法 ☐ 拉伸練習 ☑ 超慢跑 ☐ 其他運動法	1
睡眠		☐ 生物鐘管理 ☑ 睡眠衛生管理 ☐ 冥想管理 ☐ 漸進式肌肉放鬆法 ☐ 沐浴管理 ☑ 嗅聽覺管理 ☐ 助眠產品 ☐ 其他助眠方法	3	☐ 生物鐘管理 ☑ 睡眠衛生管理 ☐ 冥想管理 ☐ 漸進式肌肉放鬆法 ☑ 沐浴管理 ☐ 嗅聽覺管理 ☐ 助眠產品 ☐ 其他助眠方法	3	☐ 生物鐘管理 ☑ 睡眠衛生管理 ☐ 冥想管理 ☐ 漸進式肌肉放鬆法 ☑ 沐浴管理 ☐ 嗅聽覺管理 ☐ 助眠產品 ☐ 其他助眠方法	3
情緒		☐ 情緒急救 ☐ 擁抱情緒 ☐ 正念練習 ☐ 積極心理療法 ☐ 認知行為療法 ☑ 感恩練習 ☐ 其他情緒梳理方法	1	☐ 情緒急救 ☐ 擁抱情緒 ☐ 正念練習 ☑ 積極心理療法 ☐ 認知行為療法 ☑ 感恩練習 ☐ 其他情緒梳理方法	1	☑ 情緒急救 ☑ 擁抱情緒 ☐ 正念練習 ☐ 積極心理療法 ☐ 認知行為療法 ☑ 感恩練習 ☐ 其他情緒梳理方法	3
指壓		☐ 內關穴 ☑ 列缺穴 ☐ 太沖穴 ☑ 足三里 ☑ 湧泉穴 ☑ 百會穴 ☐ 天樞穴 ☐ 血海穴 ☐ 其他穴	4	☐ 內關穴 ☑ 列缺穴 ☐ 太沖穴 ☑ 足三里 ☑ 湧泉穴 ☑ 百會穴 ☐ 天樞穴 ☑ 血海穴 ☐ 其他穴	4	☐ 內關穴 ☑ 列缺穴 ☐ 太沖穴 ☑ 足三里 ☑ 湧泉穴 ☑ 百會穴 ☐ 天樞穴 ☐ 血海穴 ☐ 其他穴	4
LAI總積分		10		10		12	

抗老不衰的青春秘訣

星期四		星期五		星期六		星期日	
內容	積分	內容	積分	內容	積分	內容	積分
□ 地中海飲食法 □ 得舒飲食法 □ 生酮飲食法 ☑ 168間歇性斷食 □ 彩虹飲食法 □ 抗炎飲食法 ☑ 第四餐 □ 其他健康飲食法	2	□ 地中海飲食法 □ 得舒飲食法 □ 生酮飲食法 ☑ 168間歇性斷食 □ 彩虹飲食法 □ 抗炎飲食法 ☑ 第四餐 □ 其他健康飲食法	2	□ 地中海飲食法 □ 得舒飲食法 □ 生酮飲食法 ☑ 168間歇性斷食 □ 彩虹飲食法 □ 抗炎飲食法 ☑ 第四餐 □ 其他健康飲食法	2	□ 地中海飲食法 □ 得舒飲食法 □ 生酮飲食法 □ 168間歇性斷食 □ 彩虹飲食法 □ 抗炎飲食法 □ 第四餐 □ 其他健康飲食法	0
□ MAF訓練法 □ 八段錦 □ 5/3/1訓練法 ☑ Tabata運動法 □ 拉伸練習 □ 超慢跑 □ 其他運動法	1	□ MAF訓練法 □ 八段錦 □ 5/3/1訓練法 □ Tabata運動法 ☑ 拉伸練習 ☑ 超慢跑 □ 其他運動法	2	□ MAF訓練法 ☑ 八段錦 □ 5/3/1訓練法 □ Tabata運動法 ☑ 拉伸練習 ☑ 超慢跑 □ 其他運動法	3	□ MAF訓練法 □ 八段錦 □ 5/3/1訓練法 □ Tabata運動法 □ 拉伸練習 □ 超慢跑 □ 其他運動法	0
□ 生物鐘管理 ☑ 睡眠衛生管理 ☑ 冥想管理 □ 漸進式肌肉放鬆法 □ 沐浴管理 ☑ 嗅聽覺管理 □ 助眠產品 □ 其他助眠方法	4	☑ 生物鐘管理 □ 睡眠衛生管理 □ 冥想管理 ☑ 漸進式肌肉放鬆法 ☑ 沐浴管理 ☑ 嗅聽覺管理 □ 助眠產品 □ 其他助眠方法	4	□ 生物鐘管理 □ 睡眠衛生管理 □ 冥想管理 □ 漸進式肌肉放鬆法 □ 沐浴管理 ☑ 嗅聽覺管理 □ 助眠產品 □ 其他助眠方法	1	□ 生物鐘管理 □ 睡眠衛生管理 ☑ 冥想管理 □ 漸進式肌肉放鬆法 ☑ 沐浴管理 ☑ 嗅聽覺管理 □ 助眠產品 □ 其他助眠方法	4
☑ 情緒急救 ☑ 擁抱情緒 □ 正念練習 □ 積極心理療法 □ 認知行為療法 ☑ 感恩練習 □ 其他情緒梳理方法	3	□ 情緒急救 □ 擁抱情緒 □ 正念練習 □ 積極心理療法 □ 認知行為療法 ☑ 感恩練習 □ 其他情緒梳理方法	1	□ 情緒急救 □ 擁抱情緒 ☑ 正念練習 □ 積極心理療法 □ 認知行為療法 □ 感恩練習 □ 其他情緒梳理方法	1	□ 情緒急救 □ 擁抱情緒 ☑ 正念練習 □ 積極心理療法 □ 認知行為療法 ☑ 感恩練習 □ 其他情緒梳理方法	2
☑ 內關穴 □ 列缺穴 □ 太沖穴 ☑ 足三里 ☑ 湧泉穴 □ 百會穴 □ 天樞穴 ☑ 血海穴 □ 其他穴	4	□ 內關穴 □ 列缺穴 □ 太沖穴 □ 足三里 □ 湧泉穴 □ 百會穴 □ 天樞穴 □ 血海穴 □ 其他穴	0	□ 內關穴 □ 列缺穴 □ 太沖穴 □ 足三里 □ 湧泉穴 □ 百會穴 □ 天樞穴 □ 血海穴 □ 其他穴	0	☑ 內關穴 ☑ 列缺穴 ☑ 太沖穴 ☑ 足三里 ☑ 湧泉穴 ☑ 百會穴 ☑ 天樞穴 ☑ 血海穴 □ 其他穴	8
14		9		7		14	

大 B 的抗衰記錄

大 B，67 歲，男性，和太太均已退休在家。大 B 現在每天的生活主要是幫忙照顧孫子、孫女，還有努力保持自己的身體健康，對抗衰老。

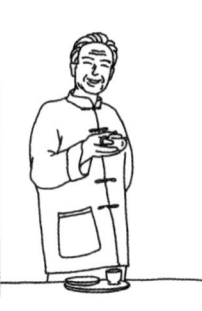

雖然退休了，但他對生活的熱情一點沒減，特別珍惜和家人在一起的溫馨時光。大 B 希望自己的身體一直保持健康，這樣能多陪伴家人更長的時間，也讓家人少為他操心。所以，他一直堅持著抗衰，也很珍惜與家人共度的美好時光，為了對抗歲月的侵蝕，他開始記錄屬於自己的「大 B 抗衰日記」，以此督促自己保持日常的抗衰習慣。

在工作日，大 B 的兒子和兒媳都各自忙於工作，於是他和太太一起分擔家務並接送孫子。大 B 非常重視體力維持和營養均衡，由於患有輕微高血壓，他採用了得舒飲食法，並在日常飲食中加入第四餐，選擇全穀物、芥藍、秋葵、芹菜等健康食材。同時，他還會服用鈣片和維生素 D 等保健品來補充營養。為了保持身體健康，大 B 結合輕鬆的運動進行鍛鍊，經常進行超慢跑、拉伸運動和八段錦等練習。在照顧孩子的間隙，他還會使用筋膜槍對不同穴位進行按摩，這樣既能緩解照顧孩子的疲憊，又能保養臟器。

到了晚上，大B會細心調整臥室環境，包括燈光和溫度，戴上耳塞，幫助自己放鬆身心，回顧一天中的美好時光偶爾也會進行正念冥想，舒緩因孩子調皮或家務瑣事帶來的煩惱。但是由於年齡增長，褪黑激素等激素分泌減少，他會服用一些助眠保健品，幫助睡眠。最後，他會在「大B抗衰日記」中仔細記錄當天所完成的抗衰活動，並計算自己的抗衰指數LAI值，之後便能安心入睡。

到了周末，大B的時間更加自由。周六，他會帶著孩子一起參加戶外親子活動，讓心率保持一個較高的鍛鍊水準，如徒步、騎行等，既增進了親子關係，也讓自己保持了活力。而周日，他則會更加注重個人的抗衰管理，保證充足的睡眠和進行全身的穴位指壓。除了記錄抗衰日記，大B也會利用記錄表來追蹤自己的LAI值變化，確保抗衰生活持續有效。

大B的LAI波動曲線

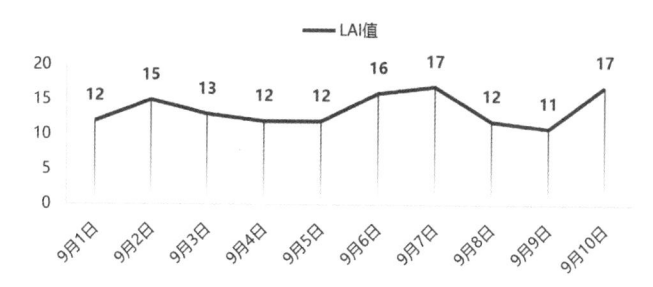

日期	9月1日	9月2日	9月3日	9月4日	9月5日	9月6日	9月7日	9月8日	9月9日	9月10日
LAI值	12	15	13	12	12	16	17	12	11	17

大 B 的 LAI 記錄表

	星期一 內容	積分	星期二 內容	積分	星期三 內容	積分
飲食	☐ 地中海飲食法 ☑ 得舒飲食法 ☐ 生酮飲食法 ☐ 168間歇性斷食 ☑ 彩虹飲食法 ☐ 抗炎飲食法 ☑ 第四餐 ☐ 其他健康飲食法	2	☐ 地中海飲食法 ☑ 得舒飲食法 ☐ 生酮飲食法 ☐ 168間歇性斷食 ☑ 彩虹飲食法 ☑ 抗炎飲食法 ☑ 第四餐 ☐ 其他健康飲食法	3	☐ 地中海飲食法 ☑ 得舒飲食法 ☐ 生酮飲食法 ☐ 168間歇性斷食 ☑ 彩虹飲食法 ☐ 抗炎飲食法 ☑ 第四餐 ☐ 其他健康飲食法	3
運動	☐ MAF訓練法 ☑ 八段錦 ☐ 5/3/1訓練法 ☐ Tabata運動法 ☐ 拉伸練習 ☐ 超慢跑 ☐ 其他運動法	1	☑ MAF訓練法 ☐ 八段錦 ☐ 5/3/1訓練法 ☐ Tabata運動法 ☑ 拉伸練習 ☐ 超慢跑 ☐ 其他運動法	2	☐ MAF訓練法 ☐ 八段錦 ☐ 5/3/1訓練法 ☐ Tabata運動法 ☑ 拉伸練習 ☑ 超慢跑 ☐ 其他運動法	2
睡眠	☑ 生物鐘管理 ☑ 睡眠衛生管理 ☐ 冥想管理 ☐ 漸進式肌肉放鬆法 ☐ 沐浴管理 ☐ 嗅聽覺管理 ☑ 助眠產品 ☐ 其他助眠方法	3	☑ 生物鐘管理 ☑ 睡眠衛生管理 ☐ 冥想管理 ☐ 漸進式肌肉放鬆法 ☑ 沐浴管理 ☐ 嗅聽覺管理 ☑ 助眠產品 ☐ 其他助眠方法	4	☑ 生物鐘管理 ☑ 睡眠衛生管理 ☐ 冥想管理 ☐ 漸進式肌肉放鬆法 ☑ 沐浴管理 ☐ 嗅聽覺管理 ☐ 助眠產品 ☐ 其他助眠方法	3
情緒	☐ 情緒急救 ☐ 擁抱情緒 ☐ 正念練習 ☐ 積極心理療法 ☐ 認知行為療法 ☑ 感恩練習 ☐ 其他情緒梳理方法	1	☐ 情緒急救 ☐ 擁抱情緒 ☑ 正念練習 ☐ 積極心理療法 ☐ 認知行為療法 ☑ 感恩練習 ☐ 其他情緒梳理方法	2	☐ 情緒急救 ☐ 擁抱情緒 ☐ 正念練習 ☐ 積極心理療法 ☐ 認知行為療法 ☑ 感恩練習 ☐ 其他情緒梳理方法	1
指壓	☐ 內關穴 ☑ 列缺穴 ☐ 太沖穴 ☑ 足三里 ☑ 湧泉穴 ☑ 百會穴 ☐ 天樞穴 ☑ 血海穴 ☐ 其他穴	5	☐ 內關穴 ☑ 列缺穴 ☐ 太沖穴 ☑ 足三里 ☐ 湧泉穴 ☑ 百會穴 ☐ 天樞穴 ☑ 血海穴 ☐ 其他穴	4	☐ 內關穴 ☑ 列缺穴 ☐ 太沖穴 ☑ 足三里 ☐ 湧泉穴 ☑ 百會穴 ☐ 天樞穴 ☑ 血海穴 ☑ 其他穴	4
LAI總積分	12		15		13	

星期四		積分	星期五		積分	星期六		積分	星期日		積分
內容			內容			內容			內容		
☐ 地中海飲食法 ☑ 得舒飲食法 ☐ 生酮飲食法 ☐ 168間歇性斷食 ☐ 彩虹飲食法 ☐ 抗炎飲食法 ☑ 第四餐 ☐ 其他健康飲食法		2	☐ 地中海飲食法 ☑ 得舒飲食法 ☐ 生酮飲食法 ☐ 168間歇性斷食 ☐ 彩虹飲食法 ☐ 抗炎飲食法 ☑ 第四餐 ☐ 其他健康飲食法		2	☐ 地中海飲食法 ☑ 得舒飲食法 ☐ 生酮飲食法 ☐ 168間歇性斷食 ☐ 彩虹飲食法 ☐ 抗炎飲食法 ☑ 第四餐 ☐ 其他健康飲食法		2	☐ 地中海飲食法 ☐ 得舒飲食法 ☐ 生酮飲食法 ☐ 168間歇性斷食 ☐ 彩虹飲食法 ☐ 抗炎飲食法 ☑ 第四餐 ☐ 其他健康飲食法		1
☐ MAF訓練法 ☐ 八段錦 ☐ 5/3/1訓練法 ☐ Tabata運動法 ☑ 拉伸練習 ☐ 超慢跑 ☐ 其他運動法		1	☐ MAF訓練法 ☐ 八段錦 ☐ 5/3/1訓練法 ☐ Tabata運動法 ☑ 拉伸練習 ☑ 超慢跑 ☐ 其他運動法		2	☐ MAF訓練法 ☑ 八段錦 ☐ 5/3/1訓練法 ☐ Tabata運動法 ☑ 拉伸練習 ☐ 超慢跑 ☐ 其他運動法		2	☑ MAF訓練法 ☐ 八段錦 ☐ 5/3/1訓練法 ☐ Tabata運動法 ☑ 拉伸練習 ☐ 超慢跑 ☐ 其他運動法		2
☑ 生物鐘管理 ☑ 睡眠衛生管理 ☑ 冥想管理 ☐ 漸進式肌肉放鬆法 ☐ 沐浴管理 ☐ 嗅聽覺管理 ☐ 助眠產品 ☐ 其他助眠方法		3	☑ 生物鐘管理 ☐ 睡眠衛生管理 ☐ 冥想管理 ☑ 漸進式肌肉放鬆法 ☑ 沐浴管理 ☐ 嗅聽覺管理 ☐ 助眠產品 ☐ 其他助眠方法		3	☑ 生物鐘管理 ☐ 睡眠衛生管理 ☐ 冥想管理 ☐ 漸進式肌肉放鬆法 ☐ 沐浴管理 ☐ 嗅聽覺管理 ☐ 助眠產品 ☐ 其他助眠方法		1	☑ 生物鐘管理 ☐ 睡眠衛生管理 ☑ 冥想管理 ☐ 漸進式肌肉放鬆法 ☐ 沐浴管理 ☐ 嗅聽覺管理 ☑ 助眠產品 ☐ 其他助眠方法		3
☐ 情緒急救 ☐ 擁抱情緒 ☑ 正念練習 ☐ 積極心理療法 ☐ 認知行為療法 ☑ 感恩練習 ☐ 其他情緒梳理方法		2	☐ 情緒急救 ☐ 擁抱情緒 ☐ 正念練習 ☐ 積極心理療法 ☐ 認知行為療法 ☑ 感恩練習 ☐ 其他情緒梳理方法		1	☐ 情緒急救 ☐ 擁抱情緒 ☑ 正念練習 ☐ 積極心理療法 ☐ 認知行為療法 ☑ 感恩練習 ☐ 其他情緒梳理方法		2	☐ 情緒急救 ☑ 擁抱情緒 ☐ 正念練習 ☐ 積極心理療法 ☐ 認知行為療法 ☑ 感恩練習 ☐ 其他情緒梳理方法		2
☑ 內關穴 ☑ 列缺穴 ☐ 太沖穴 ☑ 足三里 ☐ 湧泉穴 ☐ 百會穴 ☐ 天樞穴 ☑ 血海穴 ☐ 其他穴\		4	☑ 內關穴 ☑ 列缺穴 ☐ 太沖穴 ☑ 足三里 ☐ 湧泉穴 ☐ 百會穴 ☐ 天樞穴 ☑ 血海穴 ☐ 其他穴		4	☑ 內關穴 ☑ 列缺穴 ☑ 太沖穴 ☑ 足三里 ☑ 湧泉穴 ☑ 百會穴 ☑ 天樞穴 ☑ 血海穴 ☑ 其他穴		9	☑ 內關穴 ☑ 列缺穴 ☑ 太沖穴 ☑ 足三里 ☑ 湧泉穴 ☑ 百會穴 ☑ 天樞穴 ☑ 血海穴 ☑ 其他穴		9
12			12			16			17		

第七章・打造自己的抗衰日記

中 C 的抗衰記錄

> 中 C，45 歲男性，創業公司總裁。他在商海浮沉中獨樹一幟，不僅事業蒸蒸日上，更將健康視為支撐這一切的基石。

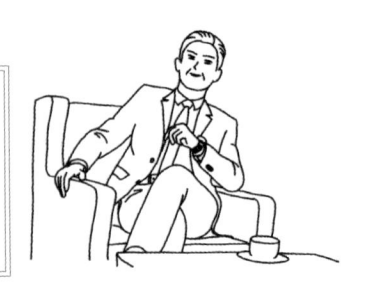

　　他深刻體會到在快節奏的生活中保持身心的平衡與活力，是持續成功的關鍵。因此，中 C 在繁忙的工作之餘，精心規劃並實施了一套屬於自己的抗衰生活哲學。

　　中 C 根據自己的生物鐘調整了作息時間，確保每晚都能獲得充足的睡眠，為第二天的挑戰儲備能量。在飲食上，他追求營養均衡，所以經常選擇地中海飲食，食用含抗氧化成分的食物，如藍莓、綠茶和堅果，同時也不忘補充必要的維生素和礦物質，以維護身體的各項機能。運動是中 C 抗衰計畫中的重要一環。他選擇了適合自己的 MAF 訓練法，如將心率維持在 135bpm 的慢跑，以及工作間隙的快速拉伸，這些不僅幫助他保持體態，更提升了精神狀態，讓他在高壓環境下也能保持冷靜與專注。此外，中 C 通過冥想、感恩練習等方式，定期給心靈「充電」，緩解創業路上的壓力與焦慮。

　　周末，中 C 會暫時放下工作，與家人共度時光，或是獨自踏上短途旅行，探索未知的世界。這些活動不僅讓他

得以放鬆身心，更激發了他對生活的熱愛和對未來的憧憬。在享受生活的同時，中 C 也不忘將抗衰理念融入其中，無論是戶外徒步還是嘗試新的健康美食，他都力求在樂趣中保持身體的活力與年輕。

他詳細將每天的飲食、運動、睡眠以及心理狀態，以及不定時指壓穴位的抗衰行為記錄在 LAI 記錄表上，不斷觀測 LAI 值，通過其變化及時調整自己的生活方式，確保抗衰計畫的有效性。中 C 時而會翻開他過往的「抗衰日記」，回顧最近一段時間的抗衰行為和身體變化。這份堅持，不僅是對健康的承諾，更是對未來無限可能的期許。

中 C 的 LAI 抗衰曲線

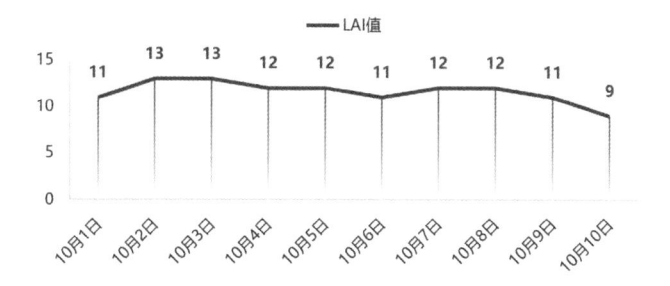

日期	10月1日	10月2日	10月3日	10月4日	10月5日	10月6日	10月7日	10月8日	10月9日	10月10日
LAI值	11	13	13	12	12	11	12	12	11	9

中 C 的 LAI 抗衰日記

	星期一		星期二		星期三	
	內容	積分	內容	積分	內容	積分
飲食	☑ 地中海飲食法 ☐ 得舒飲食法 ☐ 生酮飲食法 ☐ 168間歇性斷食 ☐ 彩虹飲食法 ☐ 抗炎飲食法 ☑ 第四餐 ☐ 其他健康飲食法	2	☑ 地中海飲食法 ☐ 得舒飲食法 ☐ 生酮飲食法 ☐ 168間歇性斷食 ☑ 彩虹飲食法 ☐ 抗炎飲食法 ☑ 第四餐 ☐ 其他健康飲食法	3	☑ 地中海飲食法 ☐ 得舒飲食法 ☐ 生酮飲食法 ☐ 168間歇性斷食 ☑ 彩虹飲食法 ☐ 抗炎飲食法 ☑ 第四餐 ☐ 其他健康飲食法	3
運動	☑ MAF訓練法 ☐ 八段錦 ☐ 5/3/1訓練法 ☐ Tabata運動法 ☐ 拉伸練習 ☐ 超慢跑 ☐ 其他運動法	1	☑ MAF訓練法 ☐ 八段錦 ☐ 5/3/1訓練法 ☐ Tabata運動法 ☑ 拉伸練習 ☐ 超慢跑 ☐ 其他運動法	2	☑ MAF訓練法 ☐ 八段錦 ☐ 5/3/1訓練法 ☐ Tabata運動法 ☑ 拉伸練習 ☐ 超慢跑 ☐ 其他運動法	2
睡眠	☑ 生物鐘管理 ☑ 睡眠衛生管理 ☐ 冥想管理 ☐ 漸進式肌肉放鬆法 ☐ 沐浴管理 ☐ 嗅聽覺管理 ☐ 助眠產品 ☐ 其他助眠方法	2	☑ 生物鐘管理 ☑ 睡眠衛生管理 ☐ 冥想管理 ☐ 漸進式肌肉放鬆法 ☑ 沐浴管理 ☐ 嗅聽覺管理 ☐ 助眠產品 ☐ 其他助眠方法	3	☑ 生物鐘管理 ☑ 睡眠衛生管理 ☐ 冥想管理 ☐ 漸進式肌肉放鬆法 ☑ 沐浴管理 ☐ 嗅聽覺管理 ☐ 助眠產品 ☐ 其他助眠方法	3
情緒	☑ 情緒急救 ☐ 擁抱情緒 ☐ 正念練習 ☐ 積極心理療法 ☐ 認知行為療法 ☑ 感恩練習 ☐ 其他情緒梳理方法	2	☐ 情緒急救 ☐ 擁抱情緒 ☑ 正念練習 ☐ 積極心理療法 ☐ 認知行為療法 ☑ 感恩練習 ☐ 其他情緒梳理方法	2	☐ 情緒急救 ☑ 擁抱情緒 ☐ 正念練習 ☐ 積極心理療法 ☐ 認知行為療法 ☑ 感恩練習 ☐ 其他情緒梳理方法	2
指壓	☐ 內關穴 ☑ 列缺穴 ☐ 太沖穴 ☑ 足三里 ☑ 湧泉穴 ☑ 百會穴 ☐ 天樞穴 ☐ 血海穴 ☐ 其他穴	4	☐ 內關穴 ☑ 列缺穴 ☐ 太沖穴 ☑ 足三里 ☐ 湧泉穴 ☑ 百會穴 ☐ 天樞穴 ☑ 血海穴 ☐ 其他穴	3	☐ 內關穴 ☐ 列缺穴 ☐ 太沖穴 ☑ 足三里 ☑ 湧泉穴 ☑ 百會穴 ☐ 天樞穴 ☐ 血海穴 ☑ 其他穴	3
LAI總積分	11		13		13	

星期四		積分	星期五		積分	星期六		積分	星期日		積分
內容			內容			內容			內容		
☑ 地中海飲食法 ☑ 得舒飲食法 ☐ 生酮飲食法 ☐ 168間歇性斷食 ☐ 彩虹飲食法 ☐ 抗炎飲食法 ☑ 第四餐 ☐ 其他健康飲食法		2	☑ 地中海飲食法 ☐ 得舒飲食法 ☐ 生酮飲食法 ☐ 168間歇性斷食 ☐ 彩虹飲食法 ☐ 抗炎飲食法 ☑ 第四餐 ☐ 其他健康飲食法		2	☑ 地中海飲食法 ☐ 得舒飲食法 ☐ 生酮飲食法 ☐ 168間歇性斷食 ☐ 彩虹飲食法 ☐ 抗炎飲食法 ☑ 第四餐 ☐ 其他健康飲食法		2	☑ 地中海飲食法 ☐ 得舒飲食法 ☐ 生酮飲食法 ☐ 168間歇性斷食 ☐ 彩虹飲食法 ☐ 抗炎飲食法 ☑ 第四餐 ☐ 其他健康飲食法		2
☑ MAF訓練法 ☐ 八段錦 ☐ 5/3/1訓練法 ☐ Tabata運動法 ☐ 拉伸練習 ☐ 超慢跑 ☐ 其他運動法		1	☐ MAF訓練法 ☐ 八段錦 ☐ 5/3/1訓練法 ☐ Tabata運動法 ☑ 拉伸練習 ☑ 超慢跑 ☐ 其他運動法		2	☐ MAF訓練法 ☑ 八段錦 ☐ 5/3/1訓練法 ☐ Tabata運動法 ☑ 拉伸練習 ☐ 超慢跑 ☐ 其他運動法		2	☐ MAF訓練法 ☐ 八段錦 ☐ 5/3/1訓練法 ☑ Tabata運動法 ☑ 拉伸練習 ☐ 超慢跑 ☐ 其他運動法		2
☑ 生物鐘管理 ☑ 睡眠衛生管理 ☑ 冥想管理 ☐ 漸進式肌肉放鬆法 ☐ 沐浴管理 ☐ 嗅聽覺管理 ☐ 助眠產品 ☐ 其他助眠方法		3	☑ 生物鐘管理 ☐ 睡眠衛生管理 ☐ 冥想管理 ☑ 漸進式肌肉放鬆法 ☑ 沐浴管理 ☐ 嗅聽覺管理 ☐ 助眠產品 ☐ 其他助眠方法		3	☑ 生物鐘管理 ☑ 睡眠衛生管理 ☐ 冥想管理 ☐ 漸進式肌肉放鬆法 ☐ 沐浴管理 ☐ 嗅聽覺管理 ☐ 助眠產品 ☐ 其他助眠方法		2	☑ 生物鐘管理 ☑ 睡眠衛生管理 ☑ 冥想管理 ☐ 漸進式肌肉放鬆法 ☑ 沐浴管理 ☐ 嗅聽覺管理 ☐ 助眠產品 ☐ 其他助眠方法		3
☐ 情緒急救 ☐ 擁抱情緒 ☑ 正念練習 ☐ 積極心理療法 ☐ 認知行為療法 ☑ 感恩練習 ☐ 其他情緒梳理方法		2	☐ 情緒急救 ☐ 擁抱情緒 ☐ 正念練習 ☐ 積極心理療法 ☐ 認知行為療法 ☑ 感恩練習 ☐ 其他情緒梳理方法		1	☐ 情緒急救 ☐ 擁抱情緒 ☑ 正念練習 ☐ 積極心理療法 ☐ 認知行為療法 ☑ 感恩練習 ☐ 其他情緒梳理方法		2	☐ 情緒急救 ☐ 擁抱情緒 ☐ 正念練習 ☐ 積極心理療法 ☐ 認知行為療法 ☑ 感恩練習 ☐ 其他情緒梳理方法		1
☑ 內關穴 ☑ 列缺穴 ☐ 太沖穴 ☑ 足三里 ☐ 湧泉穴 ☐ 百會穴 ☐ 天樞穴 ☑ 血海穴 ☐ 其他穴		4	☐ 內關穴 ☑ 列缺穴 ☐ 太沖穴 ☑ 足三里 ☑ 湧泉穴 ☐ 百會穴 ☐ 天樞穴 ☑ 血海穴 ☑ 其他穴		4	☐ 內關穴 ☑ 列缺穴 ☐ 太沖穴 ☑ 足三里 ☐ 湧泉穴 ☐ 百會穴 ☐ 天樞穴 ☑ 血海穴 ☐ 其他穴		3	☐ 內關穴 ☑ 列缺穴 ☐ 太沖穴 ☑ 足三里 ☐ 湧泉穴 ☐ 百會穴 ☐ 天樞穴 ☑ 血海穴 ☑ 其他穴		4
12			12			11			12		

03 LAI 幫你做健康的主人翁

在日常生活裡，分享抗衰經驗也許能成為連接人與人之間的一種新穎而有趣的社交方式。想像一下，朋友們相聚時，不再只是談論天氣或工作，而是交流起各自的 LAI 變化：「嘿，你昨天的 LAI 是多少？我通過調整飲食，加入了更多得舒（Dash）飲食推薦的食物，像芥藍、秋葵這些，再加上每天堅持的超慢跑，我的 LAI 比上周可是大大提升了呢！」這樣的對話不僅充滿了正能量，也讓抗衰這一看似私人的話題變得公開而富有互動性。在這樣的社交氛圍中，志同道合的朋友們相互鼓勵，這種正向的競爭與合作，不僅讓抗衰之路不再孤單，反而變得充滿挑戰性和趣味性。

通過 LAI 進行抗衰生活不止關乎自己。對中老年人而言，抗衰生活不僅為下一代樹立了健康生活的榜樣，傳遞了積極向上的生活態度，還對社會資源的合理分配產生了深遠影響。通過預防性的健康管理，抗衰生活有效預防了因衰老帶來的疾病負擔，加強了醫療與健康資源的配置，使得有限的資源能夠更精準地服務於真正需要的人群。同時，通過調整生活方式降低了長期醫療開支，減輕了社會保障系統的壓力，促進了社會經濟效益的提升。對於個人與家庭而言，抗衰生活意味著減少因病致貧的風險，減輕

了經濟負擔，使得更多資金能夠用於提升生活品質，增強了經濟的安全感和幸福感。

對於年輕人而言，健康的體魄成為競爭力的有力支撐，有助於保持穩定的收入來源，減輕經濟壓力。抗衰生活不僅是對個人健康的投資，更是對社會整體福祉的貢獻，它促進了社會資源的有效利用，降低了社會成本，緩解了經濟壓力，為構建一個更加健康、和諧、繁榮的社會奠定了堅實的基礎。

第八章

抗衰的多元科技方法

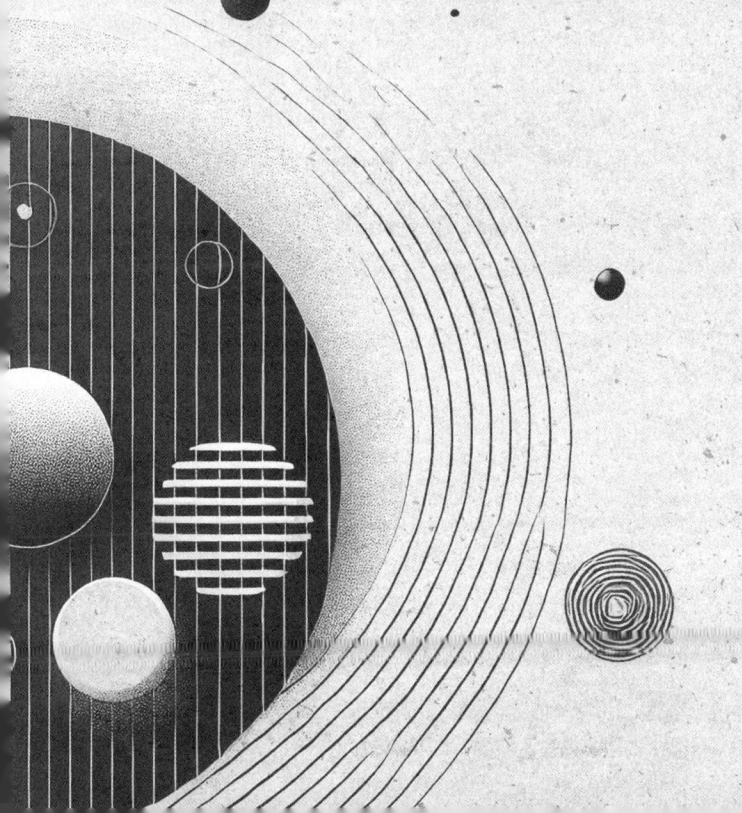

在前面的章節中，本書主要介紹了如何通過改變自身生活習慣來實現抗衰效果。但是隨著科技的進步，抗衰的方式正日益多元化，為人類提供了更加全面、精確且個性化的抗衰解決方案，補充了飲食、運動和睡眠等生活方式干預中無法觸及的「抗衰無人區」。本章將詳細探討從智能科技、生物科技到醫療科技的抗衰應用，以及部分疾病治療手段的前沿研究，希望能幫助各位讀者選擇適合自己的輔助抗衰工具。

01 智能科技——可穿戴設備

可穿戴設備（Wearable Device，WD）是一種能夠直接穿在身上或整合到飾品（如手錶、眼鏡、耳機、戒指等）中的電子設備，可以用於即時監測和分析佩戴者的生理和行為數據。這些設備通常配備各種感測器，如心率感測器、加速度計等，能夠收集用戶的步數、卡路里消耗、睡眠品質、心率、血壓等健康資訊。隨著技術的飛速發展，可穿戴設備的功能和所收集的數據也日益豐富，這些數據不僅能夠幫助用戶即時調整健康行為，還能為醫生和健康管理專家提供精確的參考，以便制定個性化的抗衰策略。

1.1 可穿戴設備賦能抗衰

正如本書前篇介紹，運動、睡眠等都對抗衰非常重要。可穿戴設備通過記錄用戶的步數、運動時間等數據，鼓勵用戶設定和達成日常活動目標，比如每天步數累積 1 萬步。這種目標導向的運動方式有助於激發用戶的運動積極性，促進身體活力和減緩衰老。此外，一些高端的可穿戴設備還能提供個性化的運動建議，如根據用戶的心率、血壓等數據推薦適合的運動強度和類型，從而進一步提高運動效果。

另外睡眠是身體恢復和修復的重要時期，可穿戴設備通過監測用戶的睡眠周期、深度睡眠和淺睡眠時間等數據，幫助用戶瞭解自己的睡眠品質。通過分析這些數據，用戶可以調整自己的睡眠習慣，如保持規律的作息時間、避免睡前使用電子設備等，從而改善睡眠品質，延緩衰老過程。

可穿戴設備通過多種生物訊號檢測和人工智慧演算法，也可以對情緒與壓力的精準監測。比如通過心率變異性（HRV）、皮膚電反應（GSR）、呼吸模式、血氧飽和度（SpO2）和腦電波（EEG）等生物參數進行評估。HRV 反映了自主神經系統的活性，GSR 監測皮膚導電性變化與交感神經的活動相關，而呼吸模式和血氧飽和度則揭示了

壓力狀態對身體生理節律的影響。

如有些頭戴式冥想追蹤器和監視器等，通過監控冥想階段的大腦活動，並將這些活動轉化為電訊號進行記錄和分析，有些會根據大腦活動狀態，給予用戶即時的音頻或視覺回饋，幫助用戶更好地調整冥想姿勢和呼吸節奏，從而提高冥想效果。

1.2 可穿戴技術的未來發展

市場調查機構 IDC 發布的最新報告顯示，2024 年全球可穿戴設備出貨量有望達到 5.379 億台，同比增長 6.1%。這一增長主要得益於技術進步、產品創新以及消費者健康意識的提升。但目前可穿戴設備測量心率、能量消耗和睡眠品質等方面存在不同程度的誤差，比如有些研究表明在受控的環境中，使用可穿戴設備（例如 Apple、Fitbit、Garmin）的心率測量誤差在 ±3% 的範圍內[58]。不過此數據出自 2019 年 5 月之前，現在精確度可能已經有所提升。

傳統檢測血糖的方式都是通過末梢採血的方式進行檢測，雖然有一些可穿戴設備能進行血糖檢測，如將其佩戴在上臂或者腹部便可進行連續血糖監測（CGM），佩戴

---

[58] Kim, Kwang Bok and Hyun Jae Baek. 「Photoplethysmography in Wearable Devices: A Comprehensive Review of Technological Advances, Current Challenges, and Future Directions.」 Electronics, vol. 12, no. 13, 2023, p. 2923.

者通過 APP 可輕鬆即時查看血糖數據，但其感測器仍需要通過刺入皮膚的方式停留在皮下，並且感測器在皮下停留一段時間（約 10 天）後就要重新更換，仍會給糖友帶來一定痛苦。有報導稱，目前非侵入式的可穿戴血糖檢測手環正在研發中，其原理是通過光體積變化描記圖法（Photoplethysmography，PPG，是以光學的方式取得的器官體積描記圖）並結合年齡、性別等生理參數智能估算血糖值[59]，這樣就可以減少糖友每次檢測血糖時的痛苦。

02 生物科技

隨著年齡的增長，體內自由基的累積、炎症反應以及激素指數變化等也會加劇人體衰老，除了通過飲食、運動等方式延緩衰老，也可以通過補充抗氧化劑、抗炎類等保健品實現。

2.1 抗氧化保健品

常見的抗氧化類保健品包括維生素 C、維生素 E、輔酶 Q10 等，它們廣泛應用於延緩皮膚老化、保持器官健康

---

59 Prabha, Anju et al.「Intelligent Estimation of Blood Glucose Level Using Wristband Ppg Signal and Physiological Parameters.」Biomedical Signal Processing and Control, vol. 78, 2022, p. 103876.

等方面。近年來風頭正夯的葡萄籽提取物也具有良好的抗氧化效果，原花青素是葡萄籽提取物中的主要活性成分，可以與自由基結合進而發揮抗氧化作用。

另外蝦青素、白藜蘆醇、紫檀芪等抗氧化產品的市場銷量也非常可觀，部分商家稱其為「超級抗氧化劑」，可以減少紫外線引起的氧化受損，改善皮膚彈性，所以蝦青素也常用於護膚品中。紫檀芪作為一種多酚類化合物，主要分布於藍莓、葡萄及花櫚木中。紫檀芪對各種自由基（如 DPPH、ABTS、羥基、超氧化物和過氧化氫）表現出強大的抗氧化活性，且呈濃度依賴性。紫檀芪可保護分離的線粒體級分中的蛋白質、脂質和 DNA 免受 TBHP 和羥基自由基引起的氧化損傷[60]。值得注意的是，與白藜蘆醇相比，紫檀芪展現出更高的生物利用度和生物活性[61]。

2.2 抗炎保健品

抗炎類保健品如薑黃素、魚油（富含 Omega-3）則能夠減少體內慢性炎症，幫助保持身體的健康狀態。薑黃素是一種強效的天然抗炎劑，能夠抑制多種炎症介質（如

---

60 Acharya, Jhankar D and Saroj S Ghaskadbi.「Protective Effect of Pterostilbene against Free Radical Mediated Oxidative Damage.」BMC complementary and alternative medicine, vol. 13, 2013, pp. 1-10.
61 張曉雁等，「紫檀芪抗腫瘤作用機制研究進展」，中國肺癌雜誌，vol. 21, no. 12, 2018, p. 6。

NF-κB 和 COX-2）的活性[62]，從而減輕炎症反應，起到保護肝臟、調節疼痛並對許多慢性炎症有一定調理作用。魚油富含 Omega-3 脂肪酸，特別是 DHA 和 EPA，這兩種成分具有顯著的抗炎作用。它們能夠降低細胞因子指數，減輕炎症反應，並對心血管健康有益。

2.3 細胞健康類保健品

NAD$^+$ 與抗衰老：為何它如此關鍵？

近年來，NMN（菸醯胺單核苷酸）和 NAD$^+$（菸醯胺腺嘌呤二核苷酸）作為抗衰老領域的明星成分，正受到越來越多的關注和追捧。NMN 和 NAD$^+$ 都是人體內自然存在的化合物，對維持細胞活力和能量代謝至關重要。NAD$^+$ 作為一種廣泛存在於人體細胞中的輔酶，參與了能量代謝、DNA 修復、細胞訊號傳導等關鍵生物化學反應。而 NMN 則是 NAD$^+$ 的前體物質，可以在體內轉化為 NAD$^+$，從而間接提升 NAD$^+$ 含量。

NAD$^+$ 在細胞能量代謝和 DNA 修復中扮演關鍵角色，隨著年齡的增長，NAD$^+$ 水準逐漸下降，導致細胞功能衰

---

[62] Chou, An-Hsun et al.「Erk/Nf-Kb/Cox-2 Signaling Pathway Plays a Key Role in Curcumin Protection against Acetaminophen-Induced Liver Injury.」Life, vol. 13, no. 11, 2023, p. 2150, https://www.mdpi.com/2075-1729/13/11/2150.

退。NAD^+是在酵母發酵過程中發現的，NAD^+是真核生物中非常重要的代謝氧化還原輔酶，是大量酶促反應的重要組成部分。NAD^+通過與NADH相互作用充當輔助因子，在許多能量代謝的酶促反應中發揮重要作用，例如糖酵解、氧化磷酸化、脂肪酸氧化和TCA循環。另外它在人體的多種生物過程中起著至關重要的作用，包括細胞死亡、衰老、基因表達、神經炎症和DNA修復，這表明NAD^+在人類長壽和健康方面發揮著重要作用[63]。

臨床研究的支持和安全性

NMN的補充可以有效提高NAD^+含量，從而改善細胞功能，增強免疫力，延緩衰老進程。此外，NMN還可能對心血管健康、神經系統功能等方面產生積極影響。動物實驗和一些初步的人體研究表明，補充NMN和可能對延緩衰老、增強代謝、提升認知功能具有一定作用。

市場上存在著一些以膠囊形態出售的NMN產品，它們被宣傳為能夠促進抗衰老及延長壽命的高劑量補充劑，其含量往往達到或超過500毫克。然而，由於缺乏必要的臨床與毒理學研究的支持，長期服用此類高劑量的安全性

---

[63] Hou, Yujun et al. 「Nad^+ Supplementation Normalizes Key Alzheimer's Features and DNA Damage Responses in a New Ad Mouse Model with Introduced DNA Repair Deficiency.」Proceedings of the national academy of sciences, vol. 115, no. 8, 2018, pp. E1876-E85.

尚未得到明確界定,因此其安全性評估仍處於未知狀態,所以食用此類保健品時應該在醫生指導下進行。

2.4 激素類保健品

隨著年齡的增長,人體內的激素指數也會發生相應的變化,如更年期女性由於卵巢功能衰退,雌激素指數下降,容易出現各種不適症狀。所以結合自身情況,適當補充激素類保健品對維持身體健康有一定好處。

女性的更年期會出現包括月經紊亂、血管舒縮症狀如潮熱、自主神經失調如心悸、眩暈及精神神經症狀如情緒波動、記憶力減退等問題。此外,更年期女性還可能面臨睡眠障礙、皮膚乾燥及體態變化等問題。大豆異黃酮是大豆中天然存在的一類植物化合物,它是一種多酚類化合物,因為化學結構與雌二醇相似,能發揮類雌激素和調控內源性雌激素的作用,故被稱為植物雌激素,因此被廣泛用作保健品。此外大豆異黃酮還具有抗氧化作用、改善絕經後骨質疏鬆、降低乳腺癌發病風險、防治心血管疾病等作用,有研究表明大豆異黃酮能通過啟動轉錄共啟動因子 PGC-1β,提高能量消耗,從而在肌母細胞中表現出抗肥胖的作用[64]。但是過量攝入大豆異黃酮可能發生的危害有

---

[64] Nakai, Shiho et al. 「Health Promotion Effects of Soy Isoflavones.」 Journal of nutritional science and vitaminology, vol. 66, no. 6, 2020, pp. 502-07.

噁心、嘔吐等胃腸道症狀，水腫、便秘和皮疹等，所以食用時應注意用量。

2.5 健腦與免疫調節保健品

　　隨著年齡的增長，認知功能下降和免疫系統功能減弱是常見的老化現象。常見健腦保健品除了魚油、DMAE（二甲氨基乙醇）外，吡咯喹啉醌同樣值得關注。吡咯喹啉醌通常簡稱為PQQ，作為一種新興輔基，擁有與維生素相仿的生理作用，它普遍存在於原核生物、植物界及哺乳動物體內，可以在發酵大豆（如納豆）、青椒、奇異果、歐芹、茶葉、木瓜、菠菜、芹菜以及母乳等多種食物與生物樣本中找到其蹤跡。

　　日本研究者發現，與安慰劑對照組相比，持續攝入PQQ 12周後，全體參與者及老年人群在複合記憶與言語記憶方面的評分顯著提升[65]。也有研究表明攝入PQQ僅8周後，年輕人群的認知靈活性、資訊處理速度及執行速度評分便已出現增加。這些研究證明了PQQ不僅能夠有效改善老年人的大腦功能，而且對於提升年輕人的腦反應力同樣具有積極作用。目前市面上已經有不少關於PQQ單

65　Tamakoshi, Masanori et al.「Pyrroloquinoline Quinone Disodium Salt Improves Brain Function in Both Younger and Older Adults.」Food & Function, vol. 14, no. 5, 2023, pp. 2496-501.

獨或複合組分（複合組分指的是多種不同成分或物質組合在一起形成的複合物）的保健品可供選擇。

β-葡聚糖、乳鐵蛋白等則能夠調節免疫系統，增強抵抗力，幫助預防因免疫力低下引發的老年病。此外不少保健品可作為腸道健康的益生菌補充劑，能夠通過改善腸道菌群來增強免疫功能。腸道是人體免疫系統的一個重要組成部分，維護腸道菌群的平衡能夠有效提升身體對病原體的抵抗力。

03 輕醫美科技

除了年輕健康的身體，很多人對自己的視覺年齡，尤其是面部的年齡十分重視，這使得輕醫美技術近年來在抗衰老領域取得了巨大的進步。隨著年齡的增長，人體內的膠原蛋白、玻尿酸等物質也會逐漸減少，加之皮膚整體活力的下降，皮膚經常出現鬆弛、皺紋、膚色暗沉、敏感等問題，影響了整體美觀，部分群體甚至會產生容貌焦慮，因此很多消費者願意嘗試各種方式延緩皮膚的衰老、減慢皺紋產生的速度。不斷追求「即時見效」、「高效護理」的消費者，開始選擇輕醫美護理。常見的輕醫美手段包括面部填充和恢復、促進皮膚再生、提升整體輪廓、改善面部瑕疵等，也可分為光電類、注射類、清潔類等。

3.1 光電技術

　　光電技術（如脈衝光、超音波等）已成為現代醫美抗衰的重要工具，通過刺激皮膚深層的膠原蛋白再生，能夠有效改善膚質，使皮膚更加緊緻、富有彈性。這些技術的工作原理基於對皮膚層的非侵入性加熱，促使真皮層中的成纖維細胞產生更多的膠原蛋白，從而達到緊緻肌膚、淡化細紋的效果。

　　雷射治療也是常見的光電種類之一。常見的雷射治療包括點陣雷射、皮秒雷射等。這些治療可以針對色素沉著、痤瘡瘢痕、皺紋、毛孔粗大等問題進行改善。雷射治療通常具有損傷小、恢復快的特點，能夠精準地作用於目標區域，同時減少對周圍組織的損傷。

　　點陣雷射通過產生微小的雷射點來刺激皮膚膠原蛋白的再生，從而改善皺紋和疤痕。皮秒雷射則以其極短的脈衝時間和高峰值功率，能夠更有效地擊碎色素顆粒，同時減少熱損傷和恢復時間。

3.2 注射類技術

　　注射類填充技術，如玻尿酸填充，通過直接填充皮下組織，改善皺紋、面部輪廓和皮膚鬆弛問題。這類填充劑能夠立刻填充凹陷區域，適用於鼻唇溝、眼下凹陷等部

位，使面部看起來更加飽滿和年輕。

除了傳統的玻尿酸、膠原蛋白和肉毒素，一些新型生物製劑也被廣泛應用於面部抗衰。其中，聚左旋乳酸（PLLA）作為一種生物刺激填充劑，通過觸發皮膚對注射材料的異物反應來刺激新膠原酶，從而產生可控的細胞炎症反應，進而啟動成纖維細胞產生自體膠原蛋白，提供長期的面部體積恢復效果[66]。外泌體是一種由細胞分泌的納米級囊泡，具有修復和再生細胞的潛力。醫美中，它們能夠刺激膠原蛋白生成，改善皮膚彈性和緊緻度，同時修復皮膚屏障，抑制炎症反應。此外，外泌體還作為創新的藥物遞送系統，為基因治療和抗腫瘤治療提供新途徑。

不少消費者不僅希望通過輕醫美實現抗衰，也希望實現美白的效果。VC 美白針便是實現這一目標的有效手段之一。這種療法通過靜脈注射高濃度維生素 C（VC）來達到美白和抗氧化的效果。VC 美白針的原理基於 VC 的抗氧化特性，它能夠清除自由基，減少黑色素的形成，並淡化已生成的黑色素。此外，VC 還具有清除羥基自由基的能力，這進一步證實了其抗氧化作用。在一項研究中，VC 對羥基自由基的清除率達到最大為 46.23%，顯示了其強大的抗氧化能力[67]。

---

66 Signori, Roberta et al.「Efficacy and Safety of Poly-L-Lactic Acid in Facial Aesthetics: A Systematic Review.」Polymers, vol. 16, no. 18, 2024, p. 2564.
67 李豔等，「Fenton 反應考察抗壞血酸清除羥基自由基能力及動力學」，應用化學，vol. 32，no. 8，2015，p. 7。

3.3 輕醫美也需適度

儘管多樣的輕醫美技術帶來了諸多抗衰老的可能性，過度使用醫美手段可能會產生負面效果。例如，過度的玻尿酸注射可能導致面部表情僵硬，甚至形成過度飽滿的「饅頭臉」現象。此外，過度注射肉毒素可能引起肌肉無力，削弱面部表情等問題。因此，輕醫美提倡的是在保持自然美的前提下，合理使用微整形手段，避免因過度治療而導致的不自然效果，追求「優雅老去」。

04 植物合成生物學

植物合成生物學是一門結合生物學、工程學、化學和資訊科學等多個學科交叉的新興領域，通過重新設計和改造植物的遺傳物質，賦予植物新的功能，也可強化其原有功能。該領域的核心目標是利用植物作為「生物工廠」，高效生產藥物、燃料、食品添加劑等多種高價值產品。

植物合成生物學不僅限於研究階段，已經有多項研究完成了轉化投入實際生產，如青蒿素。青蒿素是一種從黃花蒿中提取的天然藥物。瘧疾是一種急性發熱性疾病，可能會導致昏迷和死亡，由屬於瘧原蟲屬的原生動物寄生蟲感染所致，青蒿素可以通過特殊的化學結構觸發相關通路

破壞瘧原蟲的細胞,最終導致瘧原蟲死亡。這種重要的抗瘧疾藥物在全球的需求量極大,而植物源性青蒿素的供應不穩定,因此通過植物合成生物學技術改造後,植物中的天然青蒿素的含量顯著提高,進而提高了提取商品化青蒿素產量。

除了青蒿素,植物合成生物學為開發新型抗衰老藥物提供了可能。通過挖掘植物中的抗衰老成分,並利用合成生物學技術進行改造和強化,可以開發出具有更高效、更安全、更穩定的抗衰老藥物。希望未來這些藥物可以針對細胞衰老過程中的關鍵環節進行干預,從而延緩細胞衰老過程,提高生命品質。

05 端粒養護

端粒(Telomeres)是位於染色體末端的重複 DNA 序列,它們的主要作用是保護染色體不受損傷和維持基因組穩定性,所以端粒被比喻為染色體的「保護帽」,就像鞋帶末端的塑膠頭一樣。前期研究表明端粒在每次細胞分裂時都會縮短,而人體大多數的體細胞端粒酶活性低,無法持續修復端粒,因此隨著細胞分裂次數的增加,端粒會逐漸縮短。當端粒長度達到臨界點,細胞就會失去分裂的能力,進入衰老或凋亡狀態,進而引發衰老。端粒縮短也是

衰老的關鍵指標之一。

飲食、運動、睡眠和情緒等對端粒長度有顯著影響。良好的抗衰飲食習慣有助於抑制炎症反應、DNA 損傷，維持端粒穩態。運動，尤其是耐力訓練，可以降低氧化應激和炎症指數、提高端粒酶活性來延緩端粒磨損，維持其長度。良好的睡眠與端粒長度正相關，而失眠和睡眠品質差可能加速端粒縮短。情緒狀態，尤其是壓力和抑鬱，會增加氧化應激和炎症反應，可能加速端粒縮短。因此，進行良好的抗衰生活對維護端粒長度、延緩衰老具有重要作用。

隨著研究的深入，除了生活方式，還有其他方法可以延緩其縮短甚至延長端粒，進而延緩衰老。端粒酶是一種特殊的核酶，它由反轉錄酶的催化亞基和一條長鏈非編碼 RNA 組成，這條 RNA 包含了端粒合成的範本序列。端粒酶能夠延長端粒的長度，並消除 DNA 損傷帶來的影響，從而有助於維護染色體的完整與穩定。部分保健品也可以發揮增強端粒酶活性的作用，如前文提到的 NMN、薑黃素、維生素 D 等，另外良好的生活抗衰習慣也會有助於延長端粒。

美國一大學發現抗原呈遞細胞（APC）利用細胞外囊泡這一機制，將端粒傳遞給特定的 T 細胞，從而有效地延長了 T 細胞的端粒長度約 3,000 個鹼基對，其效果是端粒

酶延長長度的 30 多倍。這一過程使得 T 細胞的壽命得以增加，並賦予了它們長期守護宿主、抵禦致命感染的能力[68]。也有研究表明可以通過提升細胞營養而延長端粒。

儘管當前通過減緩端粒縮短或嘗試延長端粒的方法，並不能直接保證人類能夠活到 120 歲，但這一研究領域仍然極具價值且值得我們密切關注。隨著基因控制理論、神經內分泌理論以及線粒體理論等諸多前沿科技研究成果的不斷湧現，未來我們有望看到更多助力延長人類壽命、提升生活品質的創新方法和產品。

---

68 Lanna, Alessio et al. 「An Intercellular Transfer of Telomeres Rescues T Cells from Senescence and Promotes Long-Term Immunological Memory.」Nature cell biology, vol. 24, no. 10, 2022, pp. 1461-74.

身體文化 197

抗老不衰的青春秘訣：
活到120歲，各年齡層都適用的抗衰科學與生活方法

作　　者—周宏明
圖片提供—周宏明
副 主 編—陳萱宇
主　　編—謝翠鈺
行銷企劃—鄭家謙
封面設計—兒日設計
美術編輯—菩薩蠻數位文化有限公司

董 事 長—趙政岷
出 版 者—時報文化出版企業股份有限公司
　　　　　108019 台北市和平西路三段二四〇號七樓
　　　　　發行專線—（〇二）二三〇六六八四二
　　　　　讀者服務專線—〇八〇〇二三一七〇五
　　　　　　　　　　　（〇二）二三〇四七一〇三
　　　　　讀者服務傳真—（〇二）二三〇四六八五八
　　　　　郵撥——九三四四七二四時報文化出版公司
　　　　　信箱——〇八九九 台北華江橋郵局第九九信箱
時報悅讀網—http://www.readingtimes.com.tw
法律顧問—理律法律事務所 陳長文律師、李念祖律師
印刷—絃憶印刷有限公司
初版一刷—二〇二五年四月十八日
定價—新台幣三六〇元
缺頁或破損的書，請寄回更換

時報文化出版公司成立於一九七五年，
並於一九九九年股票上櫃公開發行，於二〇〇八年脫離中時集團非屬旺中，
以「尊重智慧與創意的文化事業」為信念。

抗老不衰的青春秘訣：活到120歲,各年齡層都適用的抗衰科學
與生活方法/周宏明著. -- 初版. -- 臺北市：時報文化出版企
業股份有限公司, 2025.04
　面；　公分. -- (身體文化；197)
ISBN 978-626-419-310-8(平裝)

1.CST: 衰老 2.CST: 長生法 3.CST: 健康法

411.18　　　　　　　　　　　　　　　　114002451

ISBN 978-626-419-310-8
Printed in Taiwan